JN105402

こころとからだを整える「ちつ養生」

産婦人科医
八田真理子
Hatta Mariko

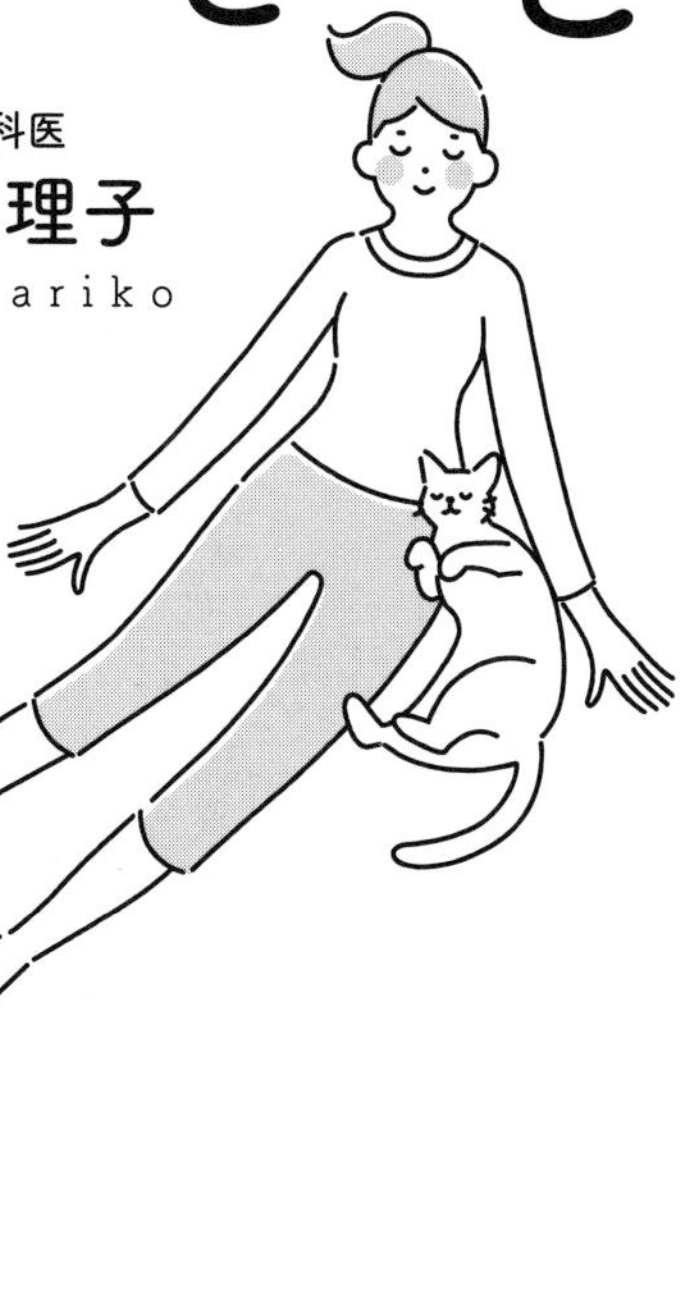

PHP

はじめに

本書を手に取ってくださった方は、タイトルを見て「ん？」と思われたのではないでしょうか。「ちつ」って、もしや……。

そうです。子宮から生まれてくる赤ちゃんの通り道であり、セックスする際にペニスを受け入れるところでもある、あの〝腟《ちつ》〟のことです。

でも、腟は出産する時や、セックスの時にだけ使うものではありません。私たちが一生、女性としての人生を謳歌《おうか》するためのカギを握っている、とても重要な器官です。当然ながら、女性にしかない器官です。

本書では、そんな腟に尊敬と感謝と、そして愛情を込めて、あえて「ちつ」と呼ばせていただくことにしました。

申し遅れました。私は、産婦人科医になって34年、父が開業した産婦人科クリニックを継いで26年になる、八田真理子です。１日に80人以上の女性を診察し、忙しくも充実した毎日を過ごしています。

仕事上、私は毎日のように患者さんの膣と向き合っています。そこでしみじみと思うのは、膣にはその方の健康状態が、そしてその方の人生までもが如実《にょじつ》にあらわれているということです。

肌の色や質、顔かたちが一人ひとり違うように、膣の見た目も人それぞれ。ただ、いずれにしても健康な膣はツヤと赤み、弾力性があり、うるおっています。

そして、膣が十分うるおっていて、若々しく健やかな状態がキープされている人は、見た目もやはり若々しく、女性としての魅力にあふれています。

つまり、膣は女性の美と健康をつかさどっている器官。妊娠・出産の時やセックスする時だけではなく、ふだんからその存在を意識して、目を向け、大切にしてあげなければいけないのです。

女性は、40代に入った頃から、心や体の状態がゆらぎはじめます。お肌にハリがなくなった、髪のツヤがなくなった、何となく気分がすぐれない……。

意外かもしれませんが、そうした不調と膣はとても深く関係しています。そして、肌や髪と同じように腟も老化し、ツヤや弾力が失われていきます。

でも、大丈夫。きちんとお手入れをすれば若返り、うるおいを取り戻します。すると、肌のハリや髪のツヤもよみがえり、見た目もグンと若返ります。

人生100年時代、いつまでも若々しく美しくあるためには、「腟」のお手入れ＝「ちつ養生」が必要なのです。

日本ではこれまで、腟を含め女性にとって大切な部分について話題にすることが憚《はばか》られてきたように思います。そもそも「性」に関する話自体が、未だに「恥ずかしいこと」「いやらしいこと」としてタブー視されているような気がします。

でも、本来なら性器や性の知識、そして女性が自ら行う「ちつ養生」の知識は、女性が心身ともに健やかに生きるために必要不可欠なものです。

欧米、とくにフランスでは、女の子が初潮を迎える10歳前後に、親や教師、かかりつけの家庭医から、月経や腟の扱い方を含めた、具体的な性教育が行われています。

それにくらべると、性や腟に関して日本はすっかり遅れていますが、最近は「フェムケア」「フェムテック」という言葉が聞かれるように、性や腟に対する認識が高まりつつあるようです。フェムテックとは、「female technology」（女性の健康の課題をテクノロジーで解決する製品やサービス）を略した造語です。

また、これまで「デリケートゾーン」と呼ばれ、どことなく「触れてはいけないもの」「隠すべきもの」というイメージが強かった膣を含む女性の大切な部分も、「フェムゾーン」（feminine zone＝女性ならではの部分）といわれることが多くなりました。堂々と、女性であることをよろこべるようなこの呼び方が私は好きで、本書でも膣とその周辺のことを「フェムゾーン」としています。

繰り返しになりますが、「膣」は、女性の健康と人生を大きく左右します。ですから、自分の膣を知ること、膣を養生することは当然のこと。女性としての自分に誇《ほこ》りを持ち、毎日いきいきと過ごすために、そしていつまでも若々しく美しくあるために、さあ、あなたも「ちつ養生」を始めてみませんか？

こころとからだを整える「ちつ養生」　もくじ

第1章

「ちつ」を知ることから始めましょう

第2章

「ちつ」が若返ると全身も若返ります

第3章

不調をくいとめる「ちつ養生」

エクササイズ編

column

第4章

毎日の小さな習慣で「ちつ養生」

生活習慣編

第5章

婦人科と上手につき合う

※本書では読みやすさを考慮し、本文では「膣」、タイトルや項目などでは「ちつ」と表記しています。

制作協力　田代貴久、佐瀬絢香（キャスティングドクター）
編集協力　鈴木裕子
装幀　朝田春未
カバー・本文イラスト　関　祐子
校正　株式会社ぷれす
本文デザイン　朝日メディアインターナショナル株式会社

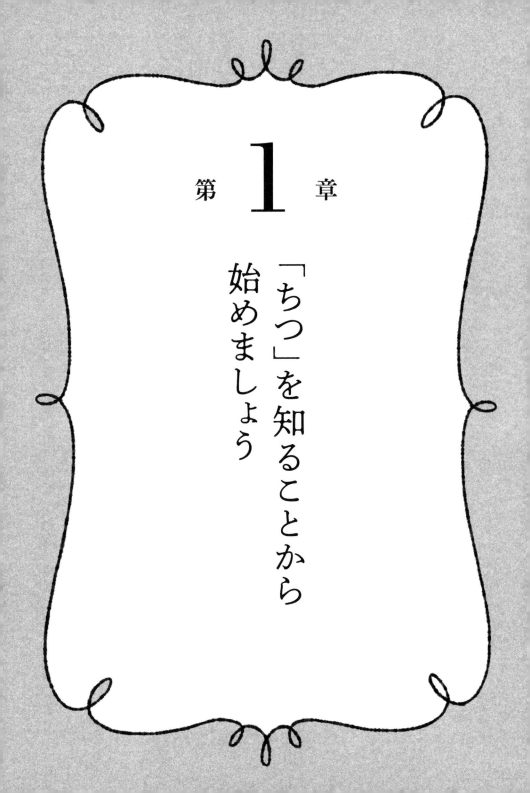

第1章

「ちつ」を知ることから始めましょう

「ちつ」は女性にとって最も大切な器官

◆「ちつ」は女性の心と体の要

膣は、女性器の一部で、外陰部《がいいんぶ》と子宮の入り口（子宮頸部《けいぶ》）をつなぐ筒状の器官です。長さは7～9㎝ほどで、その内側は粘膜組織に覆われていて常にうるおった状態になっています。非常に柔軟性が高く、ふだんは閉じていますが、セックスの時は男性器を受け入れ、出産時には赤ちゃんの通り道になるほど大きく広がります。

肌の色や肌質、顔かたちが一人ひとり異なるように、膣の見た目も人それぞれですが、きちんとケアされていて健康な膣は、ツヤと赤み、そして弾力性があり、粘膜も十分うるおっています。

膣は、生理やセックス、妊娠・出産に関わる重要な器官ですが、それだけではありません。膣は、全身の健康、そして女性の美にも深く関わっています。

◆女性器それぞれの役割

ではここで、膣を含む、女性器についておさらいをしましょう。女性器とは、女性の生殖に関わるパーツのことで、「外性器《がいせいき》」と「内性器《ないせいき》」とに分けられます。

外性器は、外から見える部分です。大陰《だいいん》唇《しん》、小陰唇《しょういんしん》、膣前庭《ちつぜんてい》（小陰唇の内側）、クリトリス、外尿道口《がいにょうどうこう》、膣口《ちつこう》（膣に通じる穴）、会陰《えいん》（膣口と肛門の間）からなっています。

一方、内性器は、外からは見えません。卵巣、卵管、子宮、膣がこれに当たります。

卵巣は、脳にある下垂体《かすいたい》が出すホルモンに刺激されて卵子を成熟させ、女性ホルモン（エストロゲンとプロゲステロン）を分泌します。

●膣と女性器

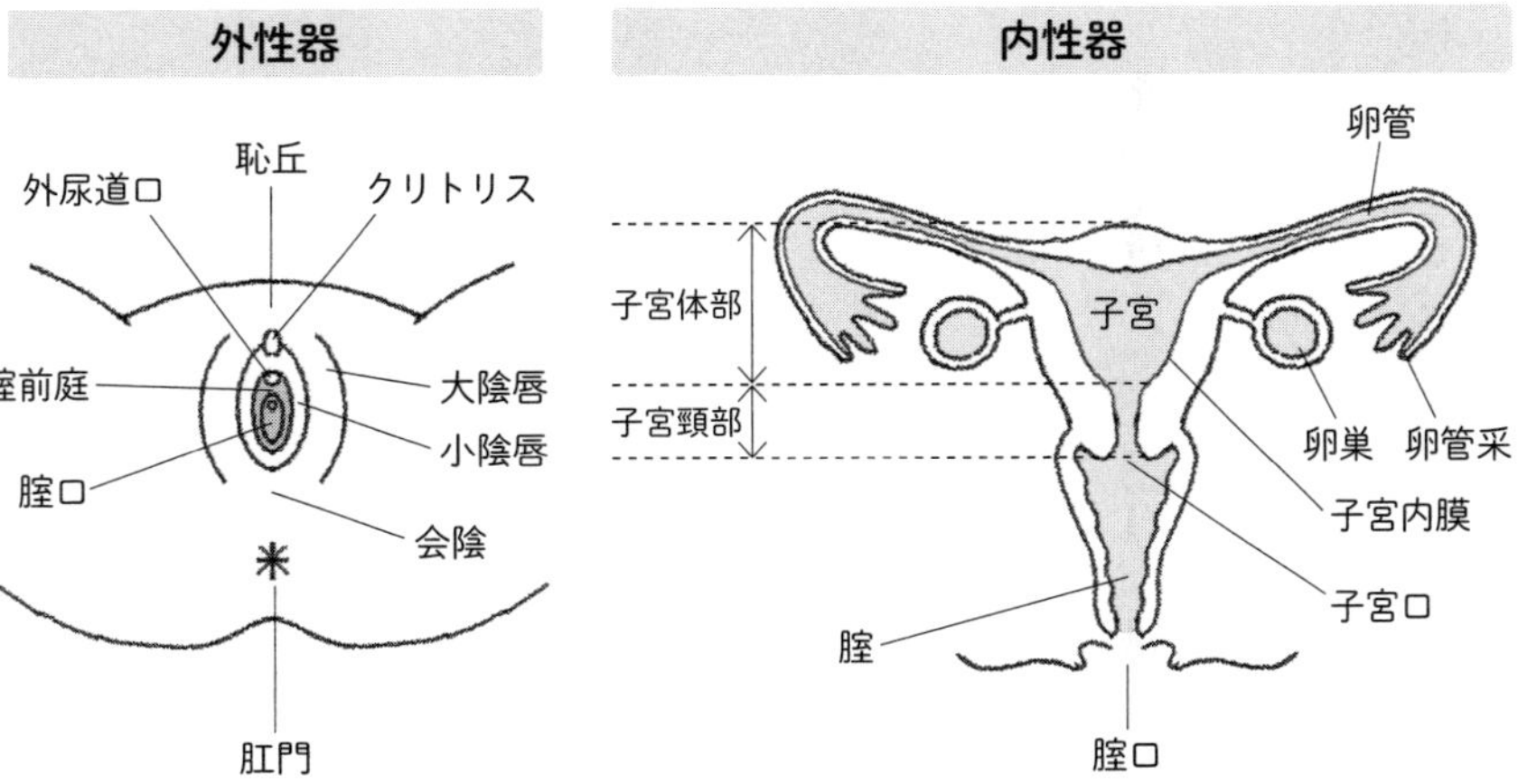

「ちつ」と尿道は隣り合っている

◆「ちつ」の健康が膀胱炎《ぼうこうえん》予防のカギ

膀胱炎や尿道炎になりやすく、何度も繰り返している方もいらっしゃるのではないでしょうか。

まず、女性は男性にくらべて膀胱炎になりやすく、男性の5倍、膀胱炎にかかるといわれています。

その理由にはいくつかありますが、まずは、女性は男性にくらべ、尿道が短いことが挙げられます。膀胱炎や尿道炎の原因となる菌が存在している肛門から尿道口までの距離が近く、尿道口が原因菌にさらされやすいからです。

また、腟のケア不足も大きな原因の一つ。腟と、膀胱炎や尿道炎は関係ないのでは？と思うかもしれませんが、実はとても密接に関係しています。

下の図を見てください。尿道は膣の前側の壁に位置しています。つまり、膣と尿道は隣り合っているのです。

そのため、**膣のケアが足りずに雑菌が繁殖していると、その菌が尿道口から入り込んで膀胱炎や尿道炎を引き起こしてしまいます。**

膀胱炎や尿道炎の治療をしても、すぐにまた繰り返してしまうという場合、膣に原因があることが多いのです。

膀胱炎や尿道炎になると、排尿痛や頻尿《ひんにょう》などつらい症状に悩まされ、ＱＯＬ（生活の質）が著しく低下します。そのようなことにならないためにも、膣を健康に保つことが非常に大切なのです。

●内性器の構造

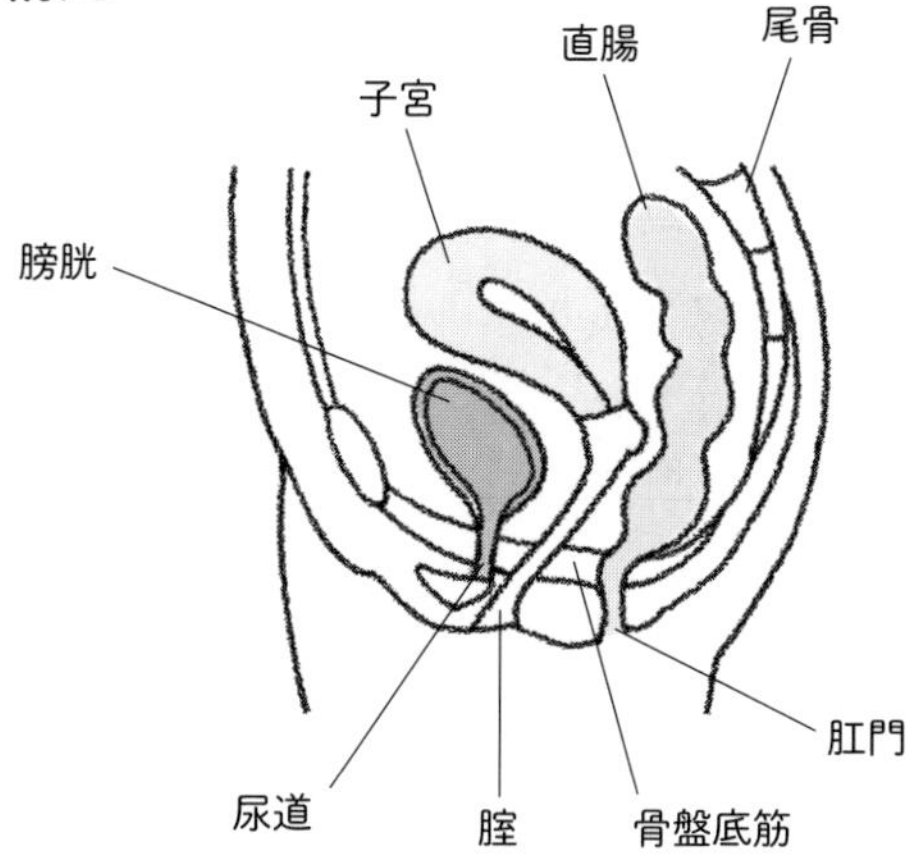

女性の健康は「ちつ」によって左右される

◆「ちつ」の中は酸性に保たれている

腟が健康に保たれている時は、腟内部の粘膜に棲《す》みついている常在菌・デーデルライン桿菌《かんきん》が活発に活動しています。デーデルライン桿菌とは乳酸菌の一種です。

健康な女性の腟の中には、デーデルライン桿菌がたくさん棲んでいて、腟内は酸性に保たれています。そうすることで、体の外から雑菌が侵入してきても跳ね返すのです。これを、「腟の自浄作用」といいます。

しかし、生活の乱れやストレス、加齢にともない、女性ホルモンの低下によりデーデルライン桿菌の活動は低下します。すると、腟内を酸性に保てなくなり、自浄作用が低下します。そうすると、雑菌が侵入して炎症を起こしたり、感染症にかかったりといった、さまざまな悪影響が出てきてしまうのです。

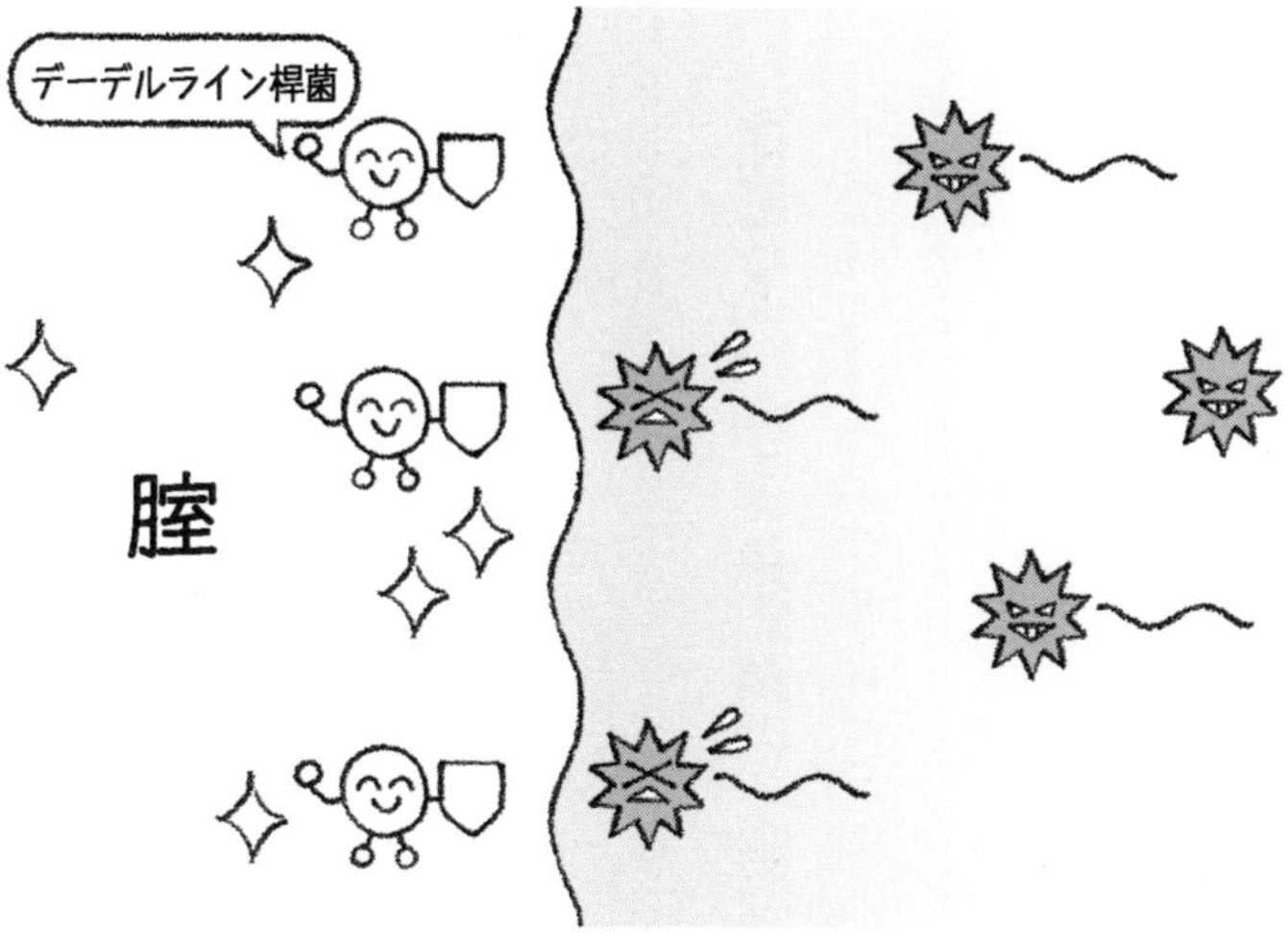

◆おりものは「ちつ」の健康のバロメーター

腟の内側からは、「おりもの（帯下《たいげ》）」と呼ばれる粘液が常に分泌されていて、腟にとって重要な役割を持っています。

健康な女性のおりものは、ほぼ無色透明。においもほとんどありません。デーデルライン桿菌の働きで酸性をおび、腟内への雑菌の侵入を防いだり、老廃物を運び出したりしているからです。

おりものの量や質の状態は、月経周期で変化します。それは、月経周期で増減する女性ホルモン（エストロゲンとプロゲステロン）の働きによるもので、腟内を最適な状態にキープしています。

「ちつ」を見れば健康状態がわかる

◆フェムゾーンに違和感はありませんか？

いわゆる生殖年齢にあたる10代後半～40代前半くらいの健康な女性は、女性ホルモンの働きで十分な量のおりものが分泌され、常に腟の中はうるおっています。

ところが、**更年期以降、女性ホルモンが減少するとおりものの分泌量もグッと減り、腟の自浄作用が衰え、フェムゾーンは非常にデリケートになります。**腟や外陰部の粘膜が薄くなると同時に、乾燥や萎縮などが起きて、腟内のpH（水素イオン濃度）バランスが保てなくなり、雑菌が繁殖しやすくなってしまうのです。更年期以降、フェムゾーンの不快症状に悩まされる女性が増えるのは、そのためです。

以上のことから、おりものやフェムゾーンの状態は、健康のバロメーターともいえます。次頁のリストで、フェムゾーンの状態をチェックしてみましょう。

フェムゾーンの違和感チェック

5つ以上チェックがついた人は、腟の健康が損なわれている可能性があります。

- □ 乾燥している
- □ ヒリヒリ、灼熱感《しゃくねつかん》がある
- □ 自転車のサドルに当たる部分が痛い
- □ ショーツで擦《す》れる、挟まる感じがする
- □ かゆい、ムズムズする
- □ 外陰部のにおいが気になる
- □ 性交時にぬれにくい、うるおい不足を感じる
- □ 性交痛がある
- □ 腟の入り口が狭くなった気がする
- □ 腟がゆるくなった気がする（入浴時に腟からお湯がもれる）
- □ 腟からオナラのような音が出ることがある
- □ おりものが出ない、少なくなった
- □ おりもののにおいが気になる
- □ 尿もれする、トイレが近い、夜、トイレに起きる回数が多い

作成：八田真理子

40代以降増える、フェムゾーンのトラブル

◆更年期女性の2人に1人がGSM!?

更年期を迎えると、膣のかゆみや痛みがひどくて長時間椅子に座っていられない、トイレが近くなり、外出時はいつもトイレの場所を気にしている、尿もれがする、性交痛がある……等々、徐々にフェムゾーンのトラブルが増えてきます。

これらの症状を、**「GSM（閉経《へいけい》関連《かんれん》尿《にょう》路《ろ》生殖《せいしょく》器《き》症候群《しょうこうぐん》）」**と呼びます。**GSMの症状は、①膣まわりのかゆみや不快感、②排尿トラブル、③セックスに関するトラブル**の3つ。これらのうち、どれか1つでもあてはまればGSMの可能性があります。閉経を迎える45～55歳以上の女性の「2人に1人」に認められるといわれ、シニア女性のQOL（生活の質）を落とす重大な病態と認識されるようになりました。

GSMのそれぞれの代表的な症状は、次のとおりです。

閉経前後のフェムゾーンのトラブル「GSM」の症状

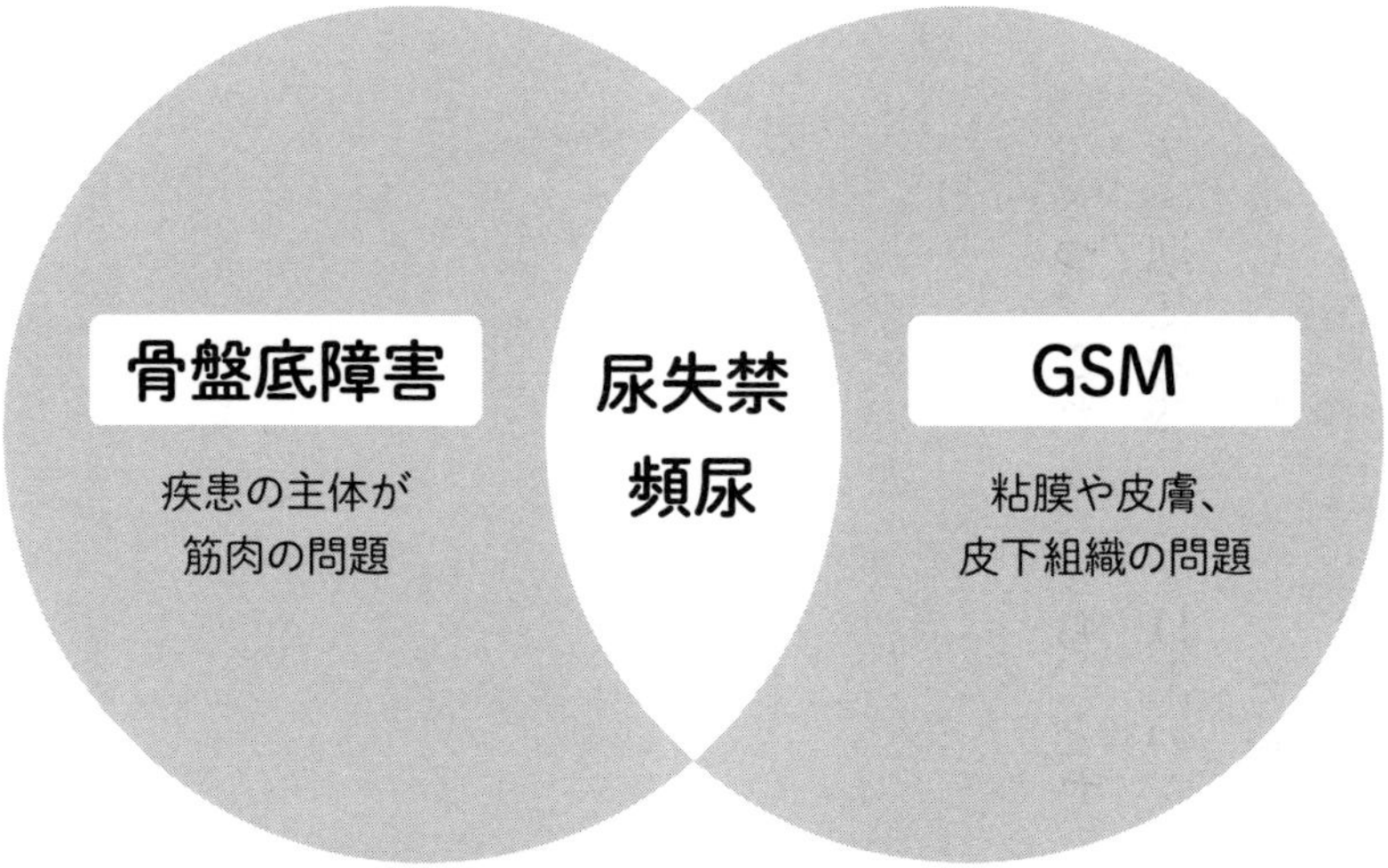

①膣まわりのかゆみや不快感

外陰部全体のかゆみや灼熱感。小陰唇が萎縮し肛門側が短くなる、膣の入り口が乾燥したり赤くなる。大陰唇はふっくらとした厚みやハリが失われ、やせて乾燥していきます。

②排尿トラブル

若い頃は尿道口は縦に縮まっています。これが丸く開いていたり、赤い粘膜がのぞいていたらＧＳＭのサイン。尿もれ、頻尿、尿意切迫感、排尿困難感、再発性膀胱炎が起こりやすくなります。

③セックスに関するトラブル

それまで問題なくできていたセックスなのに、「痛い」「感じにくい」「出血した」と感じはじめたら黄色信号です。

◆多くの女性が「骨盤底障害《こつばんていしょうがい》」

フェムゾーンのトラブルが起こる背景には、女性ホルモンの乱れのほか、骨盤底筋の衰えがあります。

骨盤底筋とは、骨盤の底にある数種類の筋肉をまとめて呼ぶ時の名称です。膣と尿道、肛門の底は「8」の字形をした骨盤底筋によってしっかりと支えられています。ふだん、尿道と肛門の出口をキュッと締めつける働きもしています。

さらに、膀胱や子宮、卵巣、ひいては胃腸や腎臓《じんぞう》といったすべての内臓を支える役割も担っています。

骨盤底筋の力があることで、排尿や排便を自分の意思でコントロールすることができます。また、骨盤底筋には膣を締める働きも。セックスの際に男女ともに快感を得ることができるのも、骨盤底筋の働きによるものが大きいのです。

このように、フェムゾーンを健康に保つために重要な骨盤底筋ですが、その筋力はいくつかの原因で衰えます。

最大の要因は、「妊娠・出産」と「加齢」です。

出産を経験した方の中には、妊娠中や出産後に、頻尿や不意の尿もれに襲われた方もいらっしゃるのではないでしょうか。これは、子宮内で胎児が大きく成長し、出産の際に膣が極限まで引き伸ばされるために、骨盤底筋が伸びて、傷ついてしまったことによります。また、骨盤底筋は、体のほかの筋肉と同様、年齢を重ねることによって徐々に衰えます。

妊娠・出産時に骨盤底筋が傷つくと、加齢によるゆるみが大きくなり、臓器を支えきれなくなります。それによって下腹部がぽっこりした体形になったり、血液やリンパの流れが悪くなり新陳代謝が低下して、冷えやむくみ、便秘、生理痛や月経困難症などを起こしやすくなります。

膀胱も不安定になるので頻尿に悩まされたり、くしゃみなど、力が入った瞬間に尿もれを起こすこともあります。

以上のようなトラブルを「骨盤底障害」といいますが、その状態を放置していると「骨盤臓器脱《こつばんぞうきだつ》」になってしまいます。子宮が下がって膣内に出る「子宮下垂《しきゅうかすい》」、子宮の一部または全部が膣の外に出てしまう「子宮脱《しきゅうだつ》」のほか、膣や膀胱、直腸など骨盤内にある臓器と一緒に膣が脱出してしまうこともあります。

◆骨盤底障害の影響は全身に

骨盤底障害は、フェムゾーンのトラブルにつながるだけではありません。

骨盤底筋はほかの筋肉と連動しているので、骨盤底筋が衰えれば、つながっている腹横筋《ふくおうきん》や多裂筋《たれつきん》も一緒に力を失います。

腹横筋や多裂筋は、姿勢を維持し、体幹を安定させ、体の動きをスムーズにしているので、骨盤底筋が衰えるとその影響は全身にも及んでしまうのです。

骨を支える筋肉の力が弱まると、猫背になったり、本来あるべき首の前方へのカーブが失われてしまう「ストレートネック」になります。

背骨がゆがんでしまうと、背骨の中を通っている太い神経が圧迫され、しびれや痛みが生じて、関節痛や腰痛、肩こり、頭痛なども起こしやすくなります。

表層筋《ひょうそうきん》（関節を動かす筋肉）との協調性も悪くなり、運動能力が下がって老化のスピードが加速します。階段の上り下りがつらくなったり、ちょっとした段差でつまずいたり、歩くのが遅くなったり……と手足が急速に衰え、「老い」を実感するシーンが増えてきます。

◆おりものの変化は病気のサイン

おりものが膣にとって重要な役割を果たしていることは、前述のとおりです。「おりものが多いかも」と心配している方もいますが、おりものの量にはかなり個人差があるので、さほど気にする必要はありません。歳を重ねるにつれ、おりものの量は減っていきます。

注意したいのは、おりものの色やにおい、見た目です。おりもののにおいがふだんよりきつい、色がいつもと違う（黄色、茶色、緑色、灰色など）、泡立ったようになっている、白くてカッテージチーズやヨーグルト状になっている、いつもより量が多い……など、明らかにふだんと違っている場合は、「膣カンジダ症」や「膣トリコモナス症」「性器クラミジア感染症」「淋《りん》菌感染症」などの感染症が考えられます。

なお、外陰部の状態のチェックも大切です。外陰部にかゆみや痛みがある、赤くなったり、ただれたりしている、水ぶくれやブツブツ、しこりがある、ヒリヒリする、熱を持っている感じがする……という場合は、膣が病気に感染している可能性があります。ぜひ、早めに婦人科を受診してください。

知っていますか？　膣内フローラ

◆ちつの中には「菌」がいっぱい

「腸内細菌」「腸内フローラ」という言葉をご存じの方も多いでしょう。腸の中には数えきれないほどの菌が棲みついていて、その多種多様な密集の様子がお花畑（＝フローラ）のように見えることから生まれた言葉です。

実は、**膣の中にも、腸と同じように「膣内細菌」が棲みつき、「膣内フローラ」が形成されています。**

「菌」と聞くと、不潔な感じがして病気を連想してしまうかもしれませんが、もともと私たち人間の体は、常に多くの菌（微生物）とともに生きています。

人間の体内には約一〇〇〇種類の細菌が存在するといわれ、体にとってよい働きをしてくれる「善玉菌」と体に悪さをする「悪玉菌」とが、常に勢力争いをしています。

善玉菌の代表格は、ヨーグルトなどでおなじみの乳酸菌やビフィズス菌。これらはプロバイオティクスと呼ばれ、腸内環境をよくするために積極的に摂ろうという考え方が、今では一般的になりました。

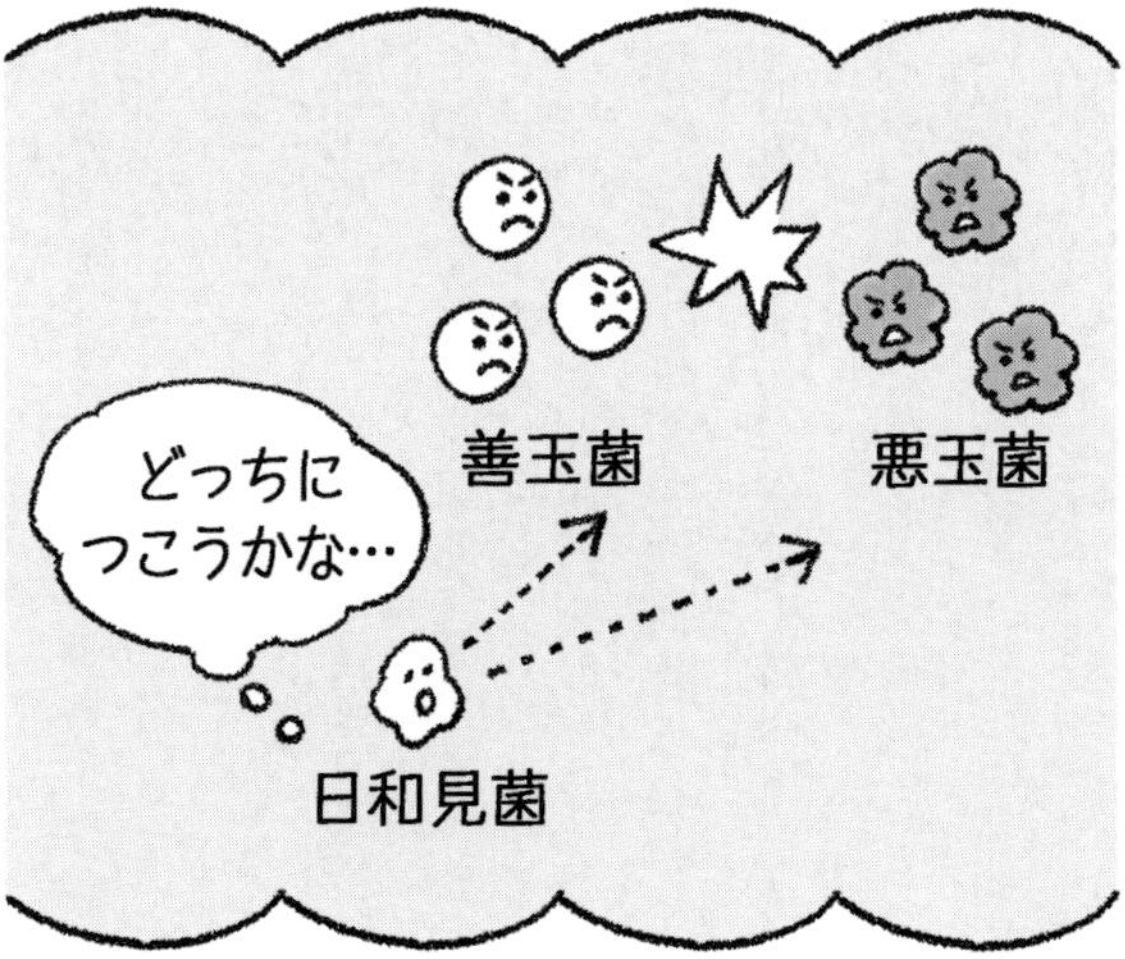

同じように、膣の中にも善玉菌が棲んでいます。その代表格が、前に少し触れたデーデルライン桿菌。デーデルライン桿菌が優勢な時は、膣内が酸性に保たれ、自浄作用がきちんと機能します。免疫力が高まり、感染症などを引き起こす雑菌を撃退します。

反対に、デーデルライン桿菌の働きが衰えると、ふだんはデーデルライン桿菌に抑え込まれていた悪玉菌が増殖したり、自浄作用が低下して、体の外から雑菌が入り込みやすくなります。

◆ちつ内で悪さをする「カンジダ菌」

なお、腸と同じく腟の中には「日和見菌《ひよりみきん》」も存在します。日和見菌とは、善玉菌でも悪玉菌でもなく、どちらか優勢なほうと同じような働きをするという、厄介な菌。善玉菌が優勢な時はおとなしくしていますが、善玉菌の勢いが衰えると、とたんに体に悪さをするようになるのです。

腟内の日和見菌の代表的なものが「カンジダ菌」です。真菌（カビ）の一種で、誰の体にもいる常在菌で、腟以外に皮膚や腸内にも棲みついています。

腟内が健康に保たれていれば、カンジダ菌は特に悪さをすることはありません。ところが、ホルモンバランスが乱れたり、生活習慣の変化やストレス、抗生物質の服用、長時間に及ぶおりものシートの使用やきつい下着、通気性の悪いパンツ等をはき続けていると、デーデルライン桿菌の力が衰え、腟内フローラのバランスが崩れてしまいます。すると、腟内でカンジダ菌が異常増殖し、「腟カンジダ症」という病気を発症してしまうのです。

腟カンジダ症は、最も多く見られる女性器の感染症で、腟と外陰部の激しいかゆみ、カッテージチーズ状の白いおりものがたくさん出るのが特徴です。かゆみがひどくなると痛みとして感じることもあり、セックスの際にも痛みを伴うようになります。

カンジダ菌は日和見菌なので、体調や免疫力が回復して腟内環境が改善すると、数日〜1週間程度で自然に治るケースもよくあります。

ただし、カンジダ菌は常在菌なので、一度治っても、また腟内フローラのバランスが崩れると腟カンジダ症が再発する可能性があります。

腟や外陰部のかゆみや、おりものの変化などを自覚していても、そのうちに症状が治まるので婦人科を受診せず、何度も再発を繰り返す例も少なくありません。

あなたは、いかがでしょうか？　もし、かゆみがある、おりものがいつもと違うなど気になる症状がある場合は、腟内でデーデルライン桿菌などの善玉菌の勢いが弱まり、カンジダ菌などの日和見菌や悪玉菌が勢力を拡大していることが考えられます。

フェムゾーンのトラブルは、珍しいことでも恥ずかしいことでもありません。不快な症状を抱えたままひとりで悩まず、ぜひ婦人科を受診し、適切な治療を受けるようにしてください。

女性ホルモンと「ちつ」の密接な関係

◆女性の心と体を守ってくれる女性ホルモン

40代に入った頃から、体のあちこちに、これまで感じたことのなかった不具合を感じてはいませんか？　その原因はさまざまですが、女性の場合、女性ホルモンの分泌が関係していることが多くあります。

女性ホルモンとは、脳からの指令によって卵巣から分泌されるホルモンで、エストロゲン（卵胞《らんぽう》ホルモン）とプロゲステロン（黄体《おうたい》ホルモン）の2つがあります。

エストロゲンの主な働きは、女性らしい丸みをおびた体を作り、受精卵の着床を助けるために、子宮の内膜を厚くすること。さらに、自律神経を整えたり、骨や皮膚、粘膜、関節、筋肉、脳などの働きにも関わっています。肌のハリや髪の毛のツヤを保ち、動脈硬化《どうみゃくこうか》や骨粗鬆症《こつそしょうしょう》を防ぐなどの働きがあるといわれています。

これに対して、プロゲステロンには、妊娠しやすいように、子宮内の環境を整える働きがあります。

受精卵が着床すると、赤ちゃんを育てる準備をするために乳腺を発達させ、妊娠を維持させます。また、体内の水分を保ち、食欲を増進させる働きもあります。

エストロゲンは、月経の終わり頃から排卵前にかけて多く分泌され、この時期を「卵胞期」と呼びます。基礎体温が低くなり、低温相（低温期）が続きます。この低温相の終わりに、体温が大きく下がる時がありますが、これが排卵期です。

エストロゲンが増えると、女性は精神的に安定し、心身ともに調子のよい毎日を過ごすことができます。肌や髪の毛のコンディションもよい状態に。

つまり、月経が終わってから排卵までの約1週間くらいが、女性が最も元気に過ごせる期間だといえるでしょう。

一方、プロゲステロンは、排卵の後から次の月経がくるまでの間に多く分泌されます。この時期を「黄体期」と呼びます。基礎体温が高くなり、高温相（高温期）が続きます。

プロゲステロンが増えると、イライラしたり不機嫌になったりすることがあります。肌の調子が悪くなり、吹き出物などのトラブルも。人によっては、腰痛や頭痛、便秘、むくみなどの不快な症状が出ることもあります。これらは月経前症候群、通称PMSと呼ばれるもので、女性の約8割が経験するといわれます。

それを考えると、プロゲステロンは厄介もののように感じられるかもしれません。でも、女性が健康な妊娠・出産を行うために必要不可欠なホルモンです。

また、エストロゲンも多すぎると月経異常や不正出血、乳がんや子宮体がんのリスクが上がります。

したがって、どちらが多すぎても（少なすぎても）NG。**女性が健やかに過ごすためには、この2つの女性ホルモンのバランスを上手に保つことが大切なのです。**

◆40代半ば以降、急激に分泌量が減少

女性ホルモンの分泌量は年齢とともに大きく変化します。分泌量のピークは20代後半〜30代前半。その後は徐々に低下し、30代後半になると肌が乾燥したり疲れがとれなかったりするという不調があらわれはじめます。

閉経前後の45〜55歳には、急激に女性ホルモンの分泌量が減少します。それによっ

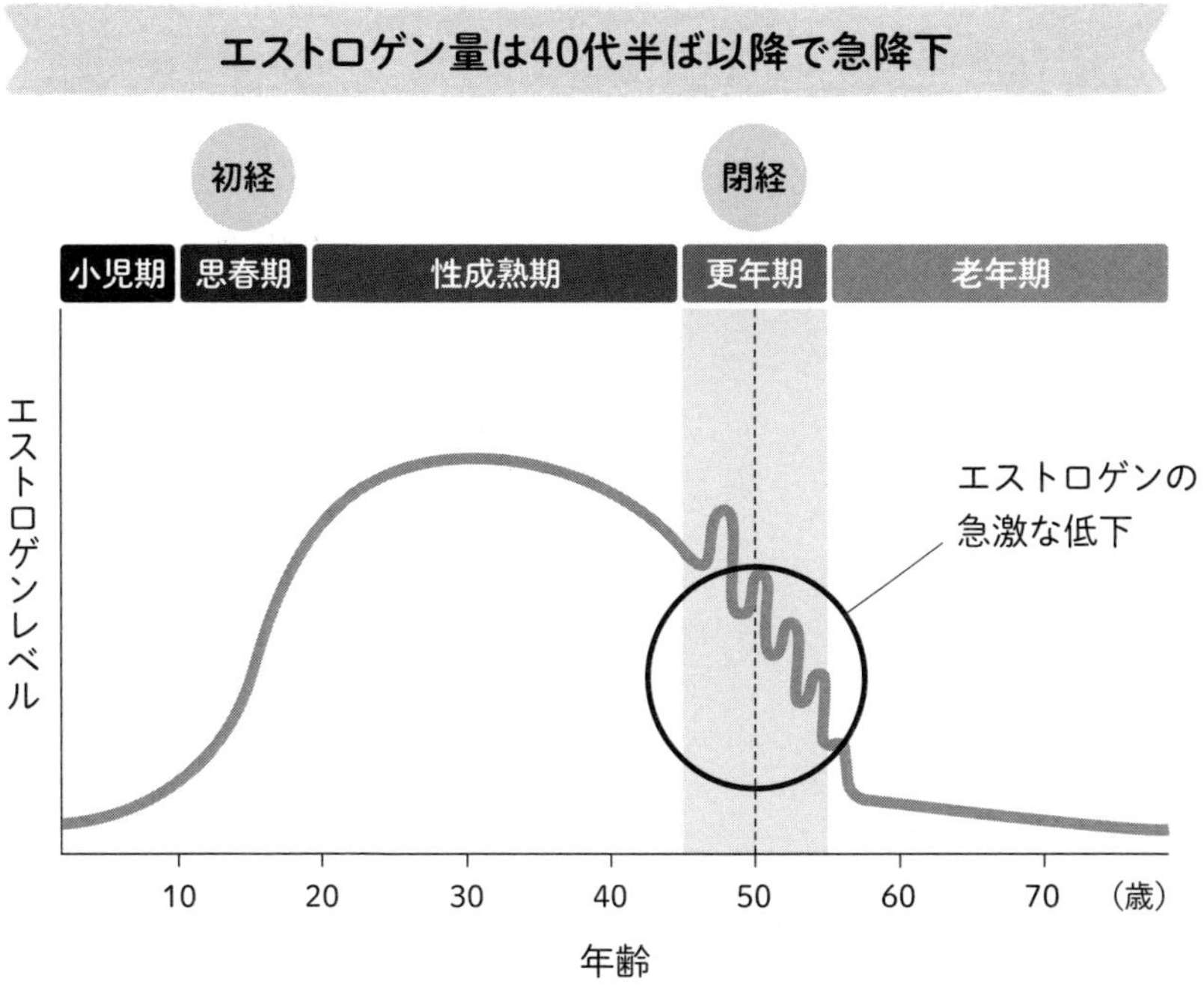

て、日常生活に支障が出るほどの不調に襲われる人も。これがいわゆる更年期障害です。

この時期の肌や髪の毛の乾燥も、女性ホルモン（エストロゲン）の減少のせいです。そして、腟の乾燥や萎縮も、エストロゲンの減少が原因です。

閉経前のエストロゲンは100pg／mL以上あり、30代半ば頃から徐々に減っていき、閉経後は通常、15〜30pg／mLまで減少します。更年期はゆらぎながら（アップダウンを繰り返しながら）低下していきます。人によっては、打ち上げ花火のフィナーレのように急上昇したかと思えば、一気に下がることもあります。

閉経前後の体と心の変化

ここで、あらためて「閉経」について見ていくことにしましょう。

閉経とは、「月経が完全に停止した状態」のこと。医学的には、月経がない状態が12か月以上続いた時に、1年前を振り返って「閉経」と判断されます。

月経が止まるのは、加齢とともに卵子・卵胞が減少して卵巣の機能が低下し、エストロゲンの分泌量が減少するからです。閉経年齢には個人差がありますが、平均52歳前後です。その前後の約10年間が「更年期」。この時期に、心身に不調が起こりやすくなります。いわゆる「更年期症状」です。

なぜ、**不調が起こるのか。主な原因は、エストロゲンの急激な減少です。**エストロゲンは、女性の体をみずみずしく保ち、血管を軟らかくし、骨や筋肉を強くしたり、脳を活性化させたりと、さまざまな形で女性の体を守っています。その心強いサポートがなくなり、あちこちに不調が生じるのです。症状としては、突然ほてりを感じて汗が止まらなくなる、めまい、不眠、肩こり、腟炎、外陰部のかゆみ、尿もれなどです。さらに脂質異常症や動脈硬化、心筋梗塞のリスクも高まります。

閉経前後に起こりやすい不調

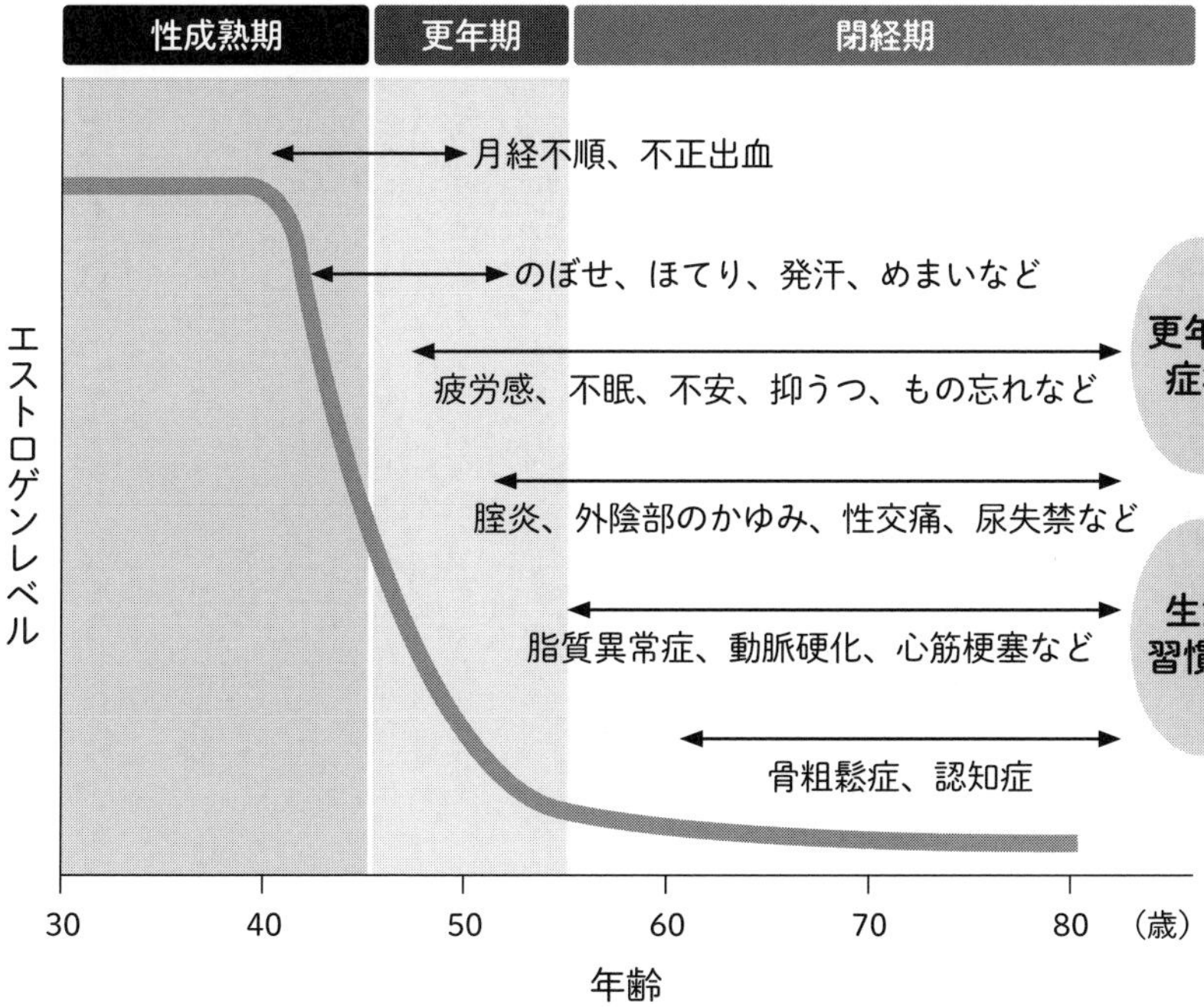

※「更年期と加齢のヘルスケア；12（1）128-132.,2013」を参考に作成

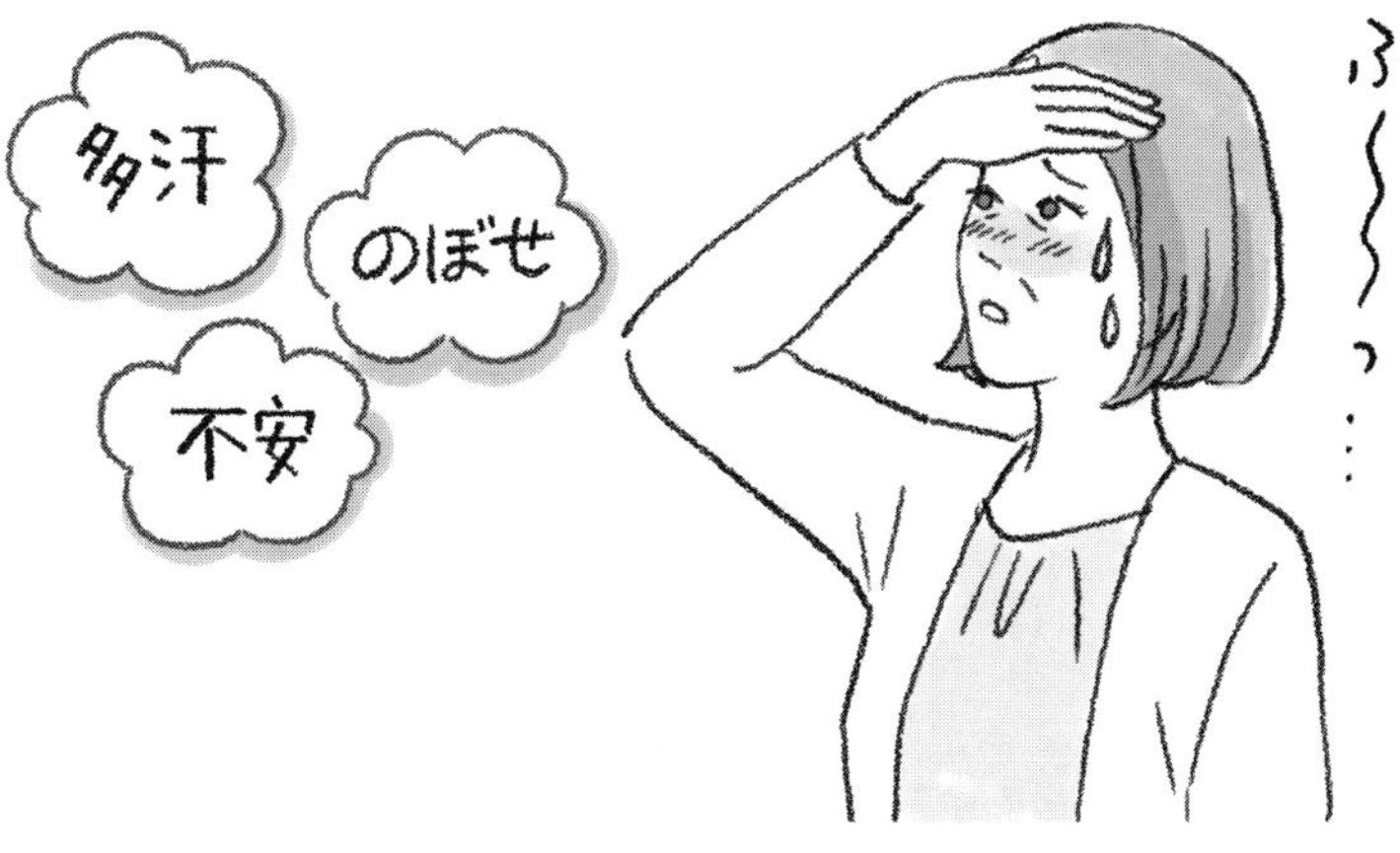

「更年期指数」でセルフチェック

近年、更年期の不調、いわゆる「更年期障害」についての理解が、社会的にも深まってきているように思います。それでもまだ、女性自身が「そういう時期だから、不調があっても当たり前」と考え、つらい症状を抱えているのにもかかわらず、ひとりで我慢しているというケースが多く見られます。

ほとんどの場合、更年期症状はいずれ治まっていきます。でも、だからといってＱＯＬ（生活の質）が低いまま我慢し続ける必要はありません。**体や心に「これまでと違うな」「何かおかしいな」と感じる変化が見られたら、ぜひ、婦人科を受診してください。**

受診するべきかどうか迷った時、判断の目安となるのが「簡略更年期指数（ＳＭＩ）」（左頁）。各症状の程度から更年期症状を数値化し、不調のレベルを総合評価する簡略チェックです。これによって、更年期症状の有無や程度を自分で把握することができます。更年期指数が51点以上の場合は婦人科を受診することをおすすめしていますが、それ以下の点数でも、不安を感じたら受診されるといいでしょう。

簡略更年期指数チェック（SMI）

更年期症状を数値化して、不調の程度を総合評価する簡略チェックです。51点以上なら受診をおすすめします。

症状	症状の程度（点）				あなたの点数
	強	中	弱	無	
①顔がほてる	10	6	3	0	
②汗をかきやすい	10	6	3	0	
③腰や手足が冷えやすい	14	9	5	0	
④息切れ、動悸がする	12	8	4	0	
⑤寝つきが悪い	14	9	5	0	
⑥怒りやすく、すぐイライラする	12	8	4	0	
⑦くよくよしたり、憂鬱になることがある	7	5	3	0	
⑧頭痛、めまい、吐き気がよくある	7	5	3	0	
⑨疲れやすい	7	4	2	0	
⑩肩こり、腰痛、手足の痛みがある	7	5	3	0	

合計

点

0～25点　これまでの生活を続けてよいでしょう。

26～50点　食事、運動に注意を払い、生活様式なども無理をしないようにしましょう。

51～65点　更年期・閉経外来などを受診し、生活指導、カウンセリング、薬物療法を受けたほうがいいでしょう。

66～80点　長期間（半年以上）の計画的な治療が必要でしょう。

81～100点　各科の精密検査を受け、更年期症状のみであった場合は、長期間の計画的な対応が必要でしょう。

※出典：「簡略更年期指数SMI」小山嵩夫ら（1992）

〝ゆらぎ期〟の体とのつき合い方

◆症状のあらわれ方は、人それぞれ

女性ホルモンの減少による不調は個人差があり、その人の性格や遺伝、生活環境が関係してきます。私の印象としては、「ま、いっか」と比較的のんびり構えている方のほうが楽に乗り切れ、がんばり屋さんな方ほど、症状が強く出やすいようです。

遺伝に関しては、母親の更年期の様子も参考になります。母親が「つらかった」方は症状が強くあらわれる傾向にあるかもしれません。

生活環境については、子どもの巣立ちや親の介護、また責任のある仕事を任されたりなどのストレスで症状が比較的強く出やすいようです。

更年期は心と体がゆらぎやすく、生活習慣病や大きな病気につながるケースも少なくありません。健康診断もかねて、婦人科を受診してみてください。

◆プレ更年期〜目指すべきは〝ソフトランディング〟

閉経前後の10年間、日本の女性でいうと45〜55歳が「更年期」ですが、30代後半から体調の変化を感じやすくなり、更年期に似た症状が出はじめる方も増えてきます。そこで、医学用語ではありませんが、この年代を「プレ更年期」と呼ぶことがあります。

この時期は、エストロゲン量は維持されていても、卵巣機能の低下が始まり、無排卵月経もあったり月経周期や日数が短くなる方が増えてきます。

また、卵巣は、脳にある「視床下部《ししょうかぶ》・下垂体《かすいたい》」から指令を受けて女性ホルモンを分泌していますが、卵巣機能が低下すると、脳の指令どおりに女性ホルモンが分泌できなくなります。すると、視床下部も混乱して、自律神経が乱れやすくなり、だるさやめまい、睡眠障害、肩こりなどの症状が出はじめることもあります。

こうした症状を見逃さず、「そろそろ更年期」のサインと考えて、生活習慣を見直すなどして自律神経を整えたり、かかりつけ医を見つけて、やがて訪れる更年期への準備をしましょう。女性ホルモンの大きな変化が訪れる更年期へ、ソフトランディング（軟着陸）させていきましょう。

◆更年期～生活習慣や生き方をリセットするチャンス

更年期と聞くと、ネガティブな印象を抱くかもしれません。でも、私自身の経験からいえば、**更年期は生活習慣や生き方を見直し、リセットするチャンスです。**

実際のところ、更年期にはそれまでの生活習慣の善し悪《よあ》しが顕著に出てきます。若い時は、多少無理をしたり不規則な生活をしても、一晩眠ると回復できたものです。ところが、更年期に入るとそうはいきません。代謝が悪くなるため回復に時間がかかり、不調が肌にもあらわれやすく、メイクでもカバーしきれなくなります。

私は、更年期がスタートしてから、五十肩、頸椎《けいつい》・腰椎《ようつい》ヘルニア、ひざや手の関節痛にも悩まされました。そこで私自身、生活習慣をリセットしたのです。

「もう歳だから」とあきらめてはいけません。人生100年時代。更年期以降を健康に、若々しく過ごすためにも自分の体に目を向け、いたわってあげてください。

第一に、無理をしないこと。質のよい睡眠を心がけ、食生活を整えましょう。その上で、体を動かす習慣を。体力がつくだけでなく、精神的にもリフレッシュできます。そして、髪や肌のお手入れも念入りに。特に髪の毛は、エストロゲンの低下によって乾燥したりボリュームがなくなります。頭皮マッサージやトリートメントでしっかりケアしましょう。

◆アフター更年期〜いつまでも元気で、若々しくあるために

更年期が終わる55歳頃以降、女性ホルモンの分泌はほとんどなくなって、更年期に見られたさまざまな不調は落ち着きはじめます。

「更年期が過ぎたら、生まれ変わったように元気になった！」という声も聞きます。私自身、54歳で閉経を迎えましたが、ここ20年くらいで今が、心身ともにいちばん元気になっています。

まわりを見ても、趣味やサークル、ボランティア活動などアクティブに活躍されている女性がたくさんいらっしゃいます。ただし、前述したとおり、更年期に体のケアとメンテナンスを行っていないと、不調が続いてしまいます。

また、エストロゲンの分泌がなくなり、更年期とは違う不調があらわれはじめます。肩こりや腰痛、関節痛、腱鞘炎《けんしょうえん》、重だるさ、冷えなどが起こりやすくなり、骨

量や筋肉量が低下して、骨粗鬆症のリスクが高まります。

さらに、それまでエストロゲンで守られていた心血管系にトラブルが生じやすくなり、狭心症や心筋梗塞など虚血性心疾患の発症が増えてきます。

今や、日本人女性の平均寿命は87・09歳、100歳以上の高齢者は約9万2000人で、その約9割が女性です（2023年厚生労働省発表）。女性の寿命が延びているることはよろこばしい限りですが、自分で食べ、自分で排泄し、自分で自分のことができる「健康寿命」は、75・40歳。これは何を意味するかというと、87歳まで生きたとしても、介護が必要だったり寝たきりで、12年近く過ごす可能性があるということです。

いつまでも健やかで若々しく、美しくあるためには、更年期後も引き続き自分の体に目を向け、メンテナンスを怠らないようにしましょう。健康診断を受け、「いつもと違う」「何か変だな」と感じることがあったら病院へ行きましょう。何科に行ったらいいのかわからない時は、まず婦人科を受診してください。「更年期を過ぎたら、婦人科で診てもらえないのでは」という心配はご無用。女性を一生サポートするのが、婦人科医です。

第2章

「ちつ」が若返ると全身も若返ります

何もしなければ「ちつ」は劣化・老化する

◆「ちつ」は顔と同じ

膣は、うるおっているのが健康な状態です。膣口や会陰など、フェムゾーン全体も同じで、健康であればいつもしっとり、うるおっています。

ところが、**膣は年齢とともに乾燥し、やせて薄くなります。**また、若くても年齢にかかわらず、不規則な生活をしていたり、フェムゾーンのケアが不足すると、膣はうるおいを失っていきます。この場合、「劣化」といったほうがいいかもしれません。

食生活が乱れたり、夜ふかしをしたり、ストレスの強い生活をしたり、無理なダイエットをすると、顔色がくすみ、肌のハリが失われてしまいますね。膣も同じように劣化し老化していきます。

◆「ちつ」はエストロゲンに守られている

第1章でお話ししましたが、膣と女性ホルモンは切っても切れない関係にあります。年齢によって起こる女性ホルモンの変化は、そのまま膣の変化につながるのです。

女性ホルモンにはエストロゲンとプロゲステロンの2つがありますが、膣と密接に関係しているのは、主にエストロゲン。エストロゲンは、膣の健康に影響を及ぼすのです。

膣の中は、デーデルライン桿菌の働きで常に酸性に保たれて、雑菌やカビなどの繁殖を防いでいます。エストロゲンは、このデーデルライン桿菌の栄養源となるグリコーゲンの分泌を促し、膣粘膜細胞の増殖を促します。

つまり、**しっとりとうるおった、健康で若々しい膣をキープするためには、エストロゲンは必要不可欠な存在なのです。**

このエストロゲンが加齢などによって減少すると、膣粘膜の厚みが減少し、ひだも薄くなり、膣は萎縮します。

同時に膣粘膜細胞も減っていくので、膣内のうるおいがなくなり、乾きやすくなっていきます。

さらに、エストロゲンが減少すると、デーデルライン桿菌のエサとなるグリコーゲンの分泌も減るため、この善玉菌も減ってしまいます。

それによって、膣の中は酸性状態を保つことができなくなり、アルカリ性へ変化していきます。

その結果、自浄作用が低下して膣内に雑菌が繁殖しやすくなるだけでなく、尿も膣内に入りやすくなるため、おりものが嫌なにおいになったり、ヒリヒリしたり、ただれたりすることも。ひどくなると、膣炎や尿路感染症などを起こしてしまいます。

40代以降、膀胱炎になりやすくなった、繰り返しているという方は、膣の劣化・老化が要因の一つかもしれません。

◆「ちつ」が若々しいと、見た目も若く美しい

年齢を重ねても、いつまでも若々しく美しい人って、いますよね？

実は、いくつになっても、うるおいと柔軟性のある膣を維持している人は、体全体

が健康で、見た目も年齢よりもずっと若く、美しくいられます。

私は毎日、たくさんの女性の膣を診察していますが、年齢を重ねても肌や髪がツヤツヤして、姿勢がよく、全身にハリがあり、明るくほがらかに人生を楽しんでいる方は、膣内も健康な状態にあることが多いと実感しています。

アンチエイジングの方法はさまざまありますが、ふだん、他人に見せるところではない場所だからこそ、**きちんと膣のケアをしてベストなコンディションに保つことが、究極のアンチエイジングといってもいいかもしれません。**

いつまでも、毎日元気で明るく過ごすために、膣のケアが重要な役割を担っていることをわかっていただけたと思います。

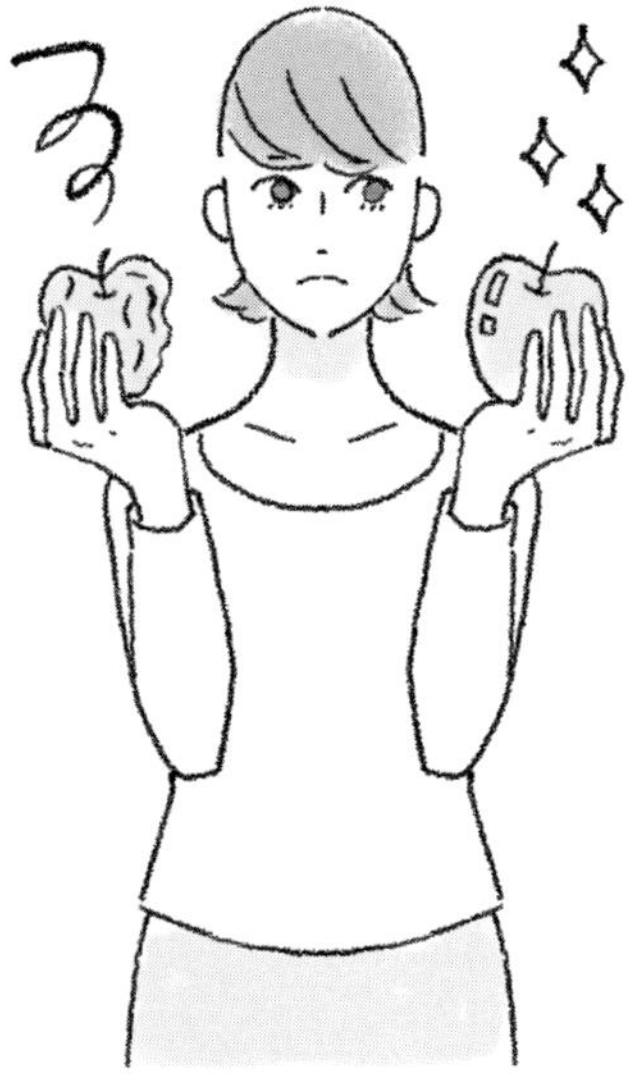

どうして劣化・老化するのか

◆ストレスやダイエット、セックスレスも原因に

ここまで、膣の劣化・老化の背景には、「加齢による女性ホルモンの減少」があるとお話ししてきました。

40代以降、とくに40代後半から始まる更年期にエストロゲンの分泌が一気に減ることで、膣はさまざまな危険にさらされることになります。

しかし、**膣の劣化・老化が見られるのは、更年期以降の女性に限ったことではありません。30代でも、いえ、20代でも女性ホルモンのバランスが乱れると、膣は劣化・老化します。**

20代、30代は、仕事にプライベートに、あるいは、家事や育児に追われ、多忙な毎日を送っていらっしゃることでしょう。充実感もあり、体力もあるので、ついつい無

理をしがちです。

体の不調に気がつかなかったり、何かおかしいなと感じながらも、自分の体のことを後回しにしていると、女性ホルモンのバランスが崩れ、その結果、膣の劣化・老化が起きてしまうのです。

不規則な生活、ストレスや緊張で自律神経のバランスが崩れると、その影響を受けて女性ホルモンのバランスも乱れます。

過度なダイエットやハードすぎるトレーニングも、女性の体には大きな負担となります。妊娠・出産が可能な年齢の時期に激しく体重が減ると、月経が止まってしまいます。その状態が長く続くと、自然に月経が起こらなくなり、将来不妊症につながる可能性があります。そして、膣はどんどん劣化していきます。

セックスレスも、膣の劣化・老化を招きます。セックスレスとは、何の理由もなく1か月以上、性交がないことを指しますが、使われない膣は弾力を失い、その状態を放置しておくと乾燥し、萎縮していきます。

日本は「世界一セックスの回数も満足度も低い国」という統計結果からも、日本女性の膣は劣化・老化の一途をたどるのではと、私は案じています。

さまざまな悪影響を及ぼす「ちつ」の劣化・老化

第1章で少しお話ししましたが、膣の劣化・老化は、骨盤底筋を衰えさせ、尿もれや頻尿などの排尿障害や子宮脱も引き起こすことがあります。

子宮脱は骨盤臓器脱の一種で、衰えて弱った骨盤底筋が、下垂した子宮を支えきれなくなり、ゆるんだ膣口から外に出てしまうのです。女性の体の構造上、加齢によって起こりうる、決して珍しくない病態です。

ほかにも、さまざまな症状が引き起こされます。会陰や小陰唇、大陰唇など女性器の黒ずみや乾燥、膣の不快なにおい、かゆみ、性交痛などなど。便秘や痔《じ》も、膣の劣化・老化が関係している場合があります。

さらに、一見、膣とは無関係のようですが、このような不快な症状が脳の機能にも影響し、イライラや憂鬱《ゆううつ》、もの忘れなどの症状が出てくることもあります。

かゆみ

できもの・腫れ

におい

ゆるみ

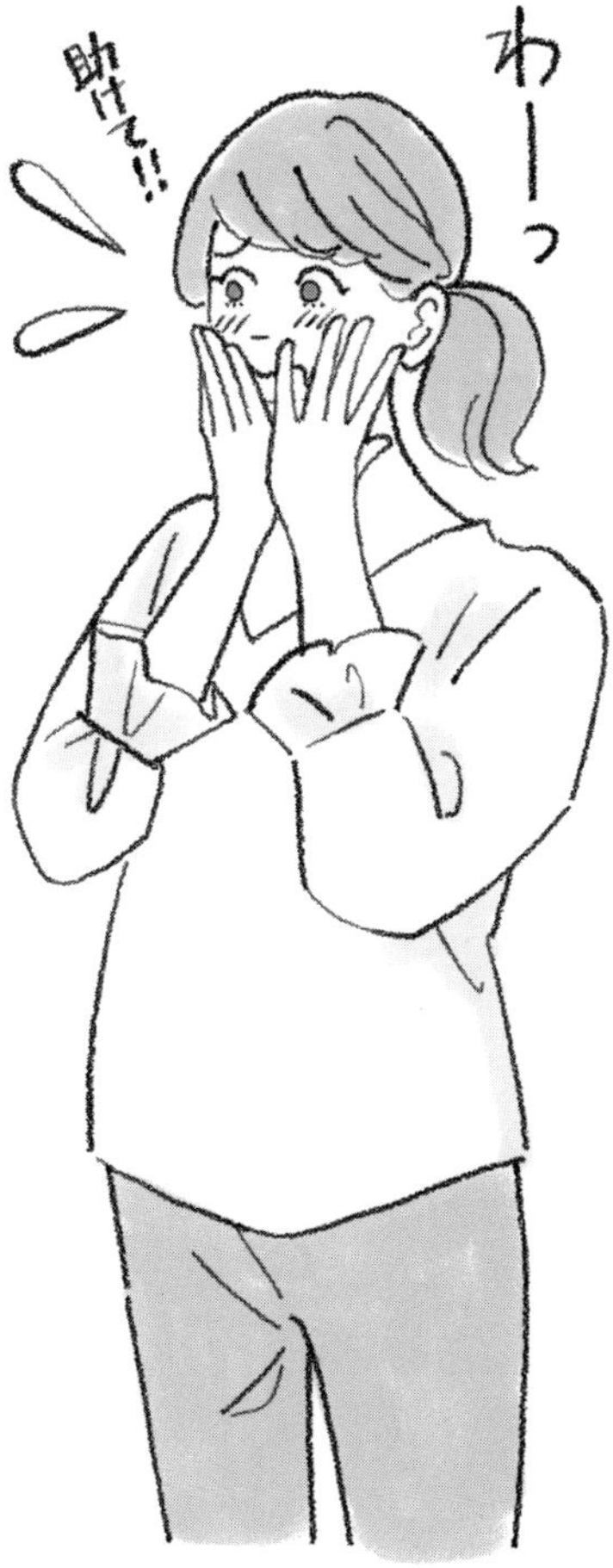

痛み

尿もれ・頻尿

骨盤臓器下垂

女性器の黒ずみ

骨盤臓器脱

乾燥

など

かゆみ

陰部にかゆみの症状があらわれるのは、細菌感染やカンジダなどの真菌感染の可能性もありますが、多くの場合、かぶれやムレ、乾燥が原因です。

膣が劣化・老化し、疲れやストレスがたまると、膣内のpH（水素イオン濃度）が酸性からアルカリ性に傾きます。それが、陰部のかゆみやかぶれを引き起こすことになるのです。

におい

本来は無味無臭の水も、流れが悪くよどんでしまうと不快なにおいを発するように、膣も同様です。尿もれパッドやおりものシートを常につけていたり、きつい下着をはき続けるとムレが起こり、膣の血流が滞《とどこお》り、うるおいがなくなり、膣と外陰部のにおいが不快なものになります。

できもの・腫れ

膣の劣化・老化にともない外陰部もやせてうるおいがなくなり、下着やナプキンの繊維などの刺激によって皮膚炎を起こしやすくなります。セックスでこすれると細かい傷がつき、そこから腫れが生じる場合も。また、毛のう炎や粉瘤《ふんりゅう》ができることもあります。性感染症である性器ヘルペスや尖圭《せんけい》コンジローマは、免疫力の低下でも発症しやすくなります。

ゆるみ

加齢によってエストロゲンの分泌量が減少し、膣を支えている骨盤底筋が弱くなると、膣にゆるみが生じることもあります。

さらに閉経後は、膣の萎縮などが起こることがあり、これもゆるみを引き起こす要因となります。

痛み

膣の自浄作用が低下すると、細菌やウイルスなどが侵入しやすくなり、カンジダ膣炎や細菌性膣炎にかかりやすくなります。また、膣分泌物も減少することで痛みが生じやすくなります。

女性器の黒ずみ

加齢や冷え、ストレス、きつい下着などの摩擦によって血流が悪くなると、腟口や会陰、小陰唇、大陰唇など、腟まわりの色がくすんだり、黒ずみます。これは特に病的な問題ではありません。

おりものの変化

閉経後に、おりものが減ってくるのは自然なことですが、閉経前なのにおりものがほとんど出ない方は、腟が劣化・老化して腟壁《ちつへき》の新陳代謝が低下している可能性があります。

腟が若く健康な場合、月経後は無色透明から乳白色で、においもほとんどないおりものが出ます。排卵期は透明でのびるおりものになり、月経前の黄体期は粘り気が強く白く、下着につくとベタッとしたおりもので量が増えていきます。

こうした月経周期に関係なく、おりものの色が濃い、においがきついなど、いつもと違うおりものがあったら、感染症や腟炎を起こしている可能性があります。

膣萎縮《ちついしゅく》・性交痛

エストロゲンの減少や血流不足によって、膣や会陰が乾いたり、硬くなったりすると、膣が萎縮・乾燥して、セックスの際の膣分泌液（「愛液」と呼ばれることも）も分泌されにくくなります。そのため、性交痛が起きたり出血したり、痛みがひどくてセックスができない（したくなくなる）こともあります。

尿もれ・頻尿

重いものを持ったり、せきやくしゃみをしたりした時に尿がもれるというのは多くの方が経験しているかもしれません。これは「腹圧性尿失禁《ふくあつせいにょうしっきん》」といいます。

一方、頻繁に尿意を感じて何度もトイレに行ったり、トイレに間に合わなくなる状態が「過活動膀胱《かかつどうぼうこう》」です。

尿もれは、男性より女性に多いとされます。それは、女性は男性の尿道より短く、さらに出産などによって骨盤底筋が損傷《そんしょう》するためです。

加齢によって骨盤底の筋肉量はさらに減り、皮下組織のコラーゲンも減少します。

つまり、腹圧性尿失禁や過活動膀胱の一因となるのが骨盤底筋の衰えで、膣の劣化と並行して起こるのです。

尿《にょう》路《ろ》感《かん》染《せん》症《しょう》

第1章でもお話ししましたが、膣と尿道口は隣り合っているので、膣が劣化・老化して雑菌が繁殖すると、その菌が尿道口から入り、膀胱炎や尿道炎といった尿路感染症を起こしやすくなります。また、尿道口にポリープ（カルンクル）もできやすく、排尿時に出血や痛みをともなうこともあります。

便秘

骨盤底筋は骨盤内の臓器を支えるとともに、排泄の機能もつかさどっています。

女性はそもそも男性よりも筋肉量が少なく、骨盤底筋の量も少なめです。そのため排便にともなう筋力が弱く、便秘になりやすいのです。さらに、月経前は黄体ホルモンの影響もあって、便秘になりがちです。

痔

便秘と同様に、痔も男性より女性のほうが多いといわれています。

女性の場合、痔の原因の多くは出産と便秘。また、血行不良につながる冷えやストレスなども引き金に。いずれも、腟の劣化・老化も関係しています。

骨盤《こつばん》臓器《ぞうき》下垂《かすい》（尿道瘤《にょうどうりゅう》・膀胱瘤《ぼうこうりゅう》・子宮下垂《しきゅうかすい》・直腸瘤《ちょくちょうりゅう》）

出産で骨盤底筋が損傷し、さらに加齢によって骨盤底筋が衰えると、骨盤の中に収まっているはずの臓器が下がってしまいます。腟も押されてへこみ、腟の中にそれらの臓器が突出してきます。

腟の中に尿道が出っ張ってくるのが「尿道瘤」、膀胱が出っ張ってくるのが「膀胱瘤」、子宮が下がってくるのが「子宮下垂」、直腸が出っ張ってくるのが「直腸瘤」です。

これらは、初期の段階では自覚症状がほとんどありません。これらの臓器が腟口から飛び出してくる「骨盤臓器脱」（60頁）になって初めて気づくという場合がほとんどです。

臓器が下がってくると尿道口を邪魔して、排尿障害が起きたり、下がってくるのが怖くて腹圧がかけられず排便トラブルも起こしやすくなります。

ちなみに、子宮下垂は尿もれや頻尿などの排尿障害や性交痛につながることもあります。気づかないうちに進行していくこともあるので、日頃から膣まわりのケアが大切です。

骨盤臓器脱《こつばんぞうきだつ》（膀胱脱《ぼうこうだつ》・子宮脱《しきゅうだつ》・直腸脱《ちょくちょうだつ》）

骨盤臓器脱とは、骨盤内にある膀胱、子宮、直腸などが、膣壁と一緒に膣口から飛び出してしまうという、女性特有の疾患です。

膀胱脱、子宮脱、直腸脱があり、子宮を摘

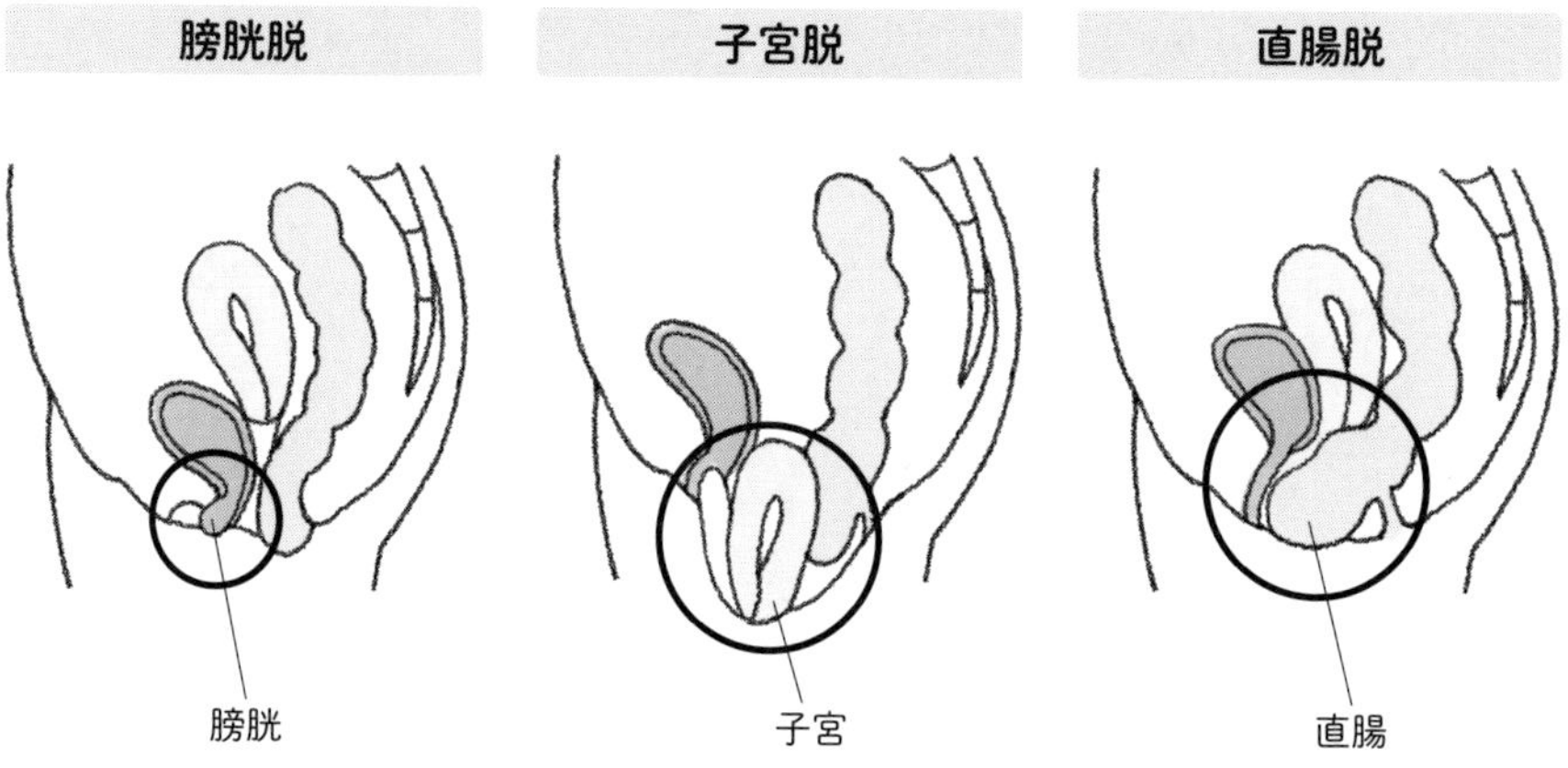

出している方は小腸が落ちてくることもあります。

最初に腟口から出てくるのは、膀胱が多いといわれています。

骨盤臓器脱は、自然にもとに戻ることはありません。自分の手で腟口に触れる感じがあれば、早めに婦人科や女性泌尿器科を受診してください。

その他

骨盤底筋が衰えると体の軸が不安定になり、そのことによって足が疲れやすい、足首の関節が硬い、足がむくむ、転倒しやすくなるなどの症状が出ます。

また、腟にかゆみや痛みなどの不快症状が生じると、体の軸が安定しなくなり、猫背や反り腰になるなど姿勢が悪くなることもあり、年齢より老けて見えてしまいます。

何より女性としての自信が失われ、憂鬱、不安、もの忘れがひどくなるなど、よい方向には働きません。

気になる症状があれば、迷わず受診を

◆どんな症状も恥ずかしいことではありません

膣の劣化・老化が進む背景には、もう一つ、膣への意識が低いこともあります。繰り返しになりますが、**膣は女性の体の要。膣に意識を向け、大切にすることが女性の健康と美に大きく影響します。**

ところが、日本では「陰部」と呼ばれるように、フェムゾーンについては「隠しておくべきもの」「恥ずかしいこと」と考えられ、表立って話すことではないとされがちです。

実は膣やフェムゾーンに不快な症状があるのに、「恥ずかしいから」と我慢している方も多いのではないでしょうか。でも、**膣やフェムゾーンのトラブルは、決して恥ずかしいことではありません。不快な症状を我慢する必要なんてないのです。**

郵便はがき

料金受取人払郵便

京都中央局
承認

6647

差出有効期間
2026年2月14日
まで

（切手は不要です）

601-8790

205

京都市南区西九条
北ノ内町十一

PHP研究所
暮らしデザイン普及部
お客様アンケート係　行

1060

ご住所 □□□-□□□□	
TEL：	
お名前	ご年齢　歳
メールアドレス	@

今後、PHPから各種ご案内やアンケートのお願いをお送りしてもよろしいでしょうか？　□ NO
チェック無しの方はご了解頂いたと判断させて頂きます。あしからずご了承ください。

<個人情報の取り扱いについて>
ご記入頂いたアンケートは、商品の企画や各種ご案内に利用し、その目的以外の利用はいたしません。なお、頂いたご意見はパンフレット等に無記名にて掲載させて頂く場合もあります。この件のお問い合わせにつきましては下記までご連絡ください。（PHP研究所　暮らしデザイン普及部　TEL.075-681-8554　FAX.050-3606-4468）

PHPアンケートカード

PHPの商品をお求めいただきありがとうございます。
あなたの感想をぜひお聞かせください。

お買い上げいただいた本の題名は何ですか。

どこで購入されましたか。

ご購入された理由を教えてください。（複数回答可）

1　テーマ·内容　2　題名　3　作者　4　おすすめされた　5　表紙のデザイン
6　その他（　　　　　　　　　　　　　　　　　　　　　　）

ご購入いただいていかがでしたか。

1　とてもよかった　2　よかった　3　ふつう　4　よくなかった　5　残念だった

ご感想などをご自由にお書きください。

あなたが今、欲しいと思う本のテーマや題名を教えてください。

膣を含めフェムゾーンに不快感を覚えていたり、何か変だな?と思ったら、恥ずかしがらず、そして自己判断せず、すぐに婦人科や女性泌尿器科をお訪ねください。薬局で薬剤師に相談してみるのもよいと思います。

◆適切な治療を受け、人生を楽しもう

更年期症状を含め、女性ホルモンの乱れによって起こる多くの症状は、現在、効果的な治療法や対症療法が明らかになっています。

詳しい内容については第5章に譲りますが、低用量ピル（ＯＣ）やＬＥＰ（低用量エストロゲン・プロゲステロン配合薬）、ＨＲＴ（ホルモン補充療法）は女性ホルモンを安定させ、膣トラブルを防ぐ治療法の一つにもなります。

また、膣の萎縮による不快な症状には、エストロゲン含有の膣座薬や、安全性の高い炭酸ガスフラクショナルレーザーも効果を発揮します。

膣に意識を向けるようになると、間違いなくＱＯＬ（生活の質）が上がります。そして、いつまでも若々しく、キレイでいられ、女性として生まれたことを楽しみながら人生を謳歌することができるはずです。

「ちつ養生」で若返る！

◆心も体も元気に、美しくなる

肌や髪がツヤツヤして、顔の表情が明るく、姿勢もシャンとしていると、年齢よりも若く見えることが多いように思います。

腟も、きちんとケアをしていると、体調がよくなり、気持ちも明るくなって見た目年齢がグンと下がります。私のクリニックの患者さんたちも、腟への意識に目覚め、フェムゾーンの不快症状が解消するにつれて心も体もどんどん若返り、アクティブな毎日を過ごされています。

みなさんにもぜひ、「ちつ養生」をしていただきたいというのが、私の願いです。

「養生」という言葉は漢方医学でよく使われ、簡単にいえば、食事や運動など生活上の注意を守って過ごすこと。

これまで私も、「膣のお手入れ」「膣ケア」といった言葉を使ってきましたが、自分自身の経験から、膣を健やかに保つためには生活習慣の見直しと改善が本当に重要だということをあらためて実感しています。そこで、この本ではあえて「ちつ養生」という言葉を使うことにしました。

◆キーワードは「うるおい」

私たちの体は、皮膚というバリアで守られています。皮膚は丈夫な構造を持っていて、外敵と乾燥から体を守ってくれているのです。

ところが、膣は粘膜でできています。粘膜は皮膚のような構造は持っていません。その代わりに表面を粘液で覆って、うるおいを保てるような構造を持っているのですが、乾燥にはとても弱いのです。

フェムゾーンの不快症状の多くは、膣の乾燥が原因です。逆にいうと、膣がうるおうとフェムゾーンのトラブルが改善・解消し、心も体も元気に、若返ります。

では、「ちつ養生」とは具体的に何をすればよいのか、次頁からお話ししていくことにしましょう。

今の自分をチェックしてみよう

◆自分の「ちつ」とご対面

「ちつ養生」の第一歩は、自分の膣の状態を把握することですが、自分の膣を「見たことがない」という方がほとんどではないでしょうか。

一度、お風呂に入った時などに、鏡に映して見てみましょう。手を洗い、清潔な指で外陰部をそっと広げてみてください。

女性器の色や形、大きさは個人差があり人によってさまざまです。膣の位置も、「上つき」「下つき」という言葉があるように、みな違います。膣口から子宮口に向かう膣の角度も長さも、みな同じではありません。そして年齢を重ねることで変化もしていきます。ですから、ここでは、膣口がどこにあるのか、大陰唇や小陰唇はどれなのかなど、チェックするだけでＯＫです。

次に、膣に指を入れてみましょう。爪をきちんと切り、人差し指を第二関節くらいまで入れてチェックします。膣の中は、どうなっていますか？　さわり心地はどうでしょう？　膣に入れた人差し指を、締めつけてみてください。締めつけられましたか？　最初はうまくいかないかもしれませんが、第3章で紹介する「骨盤底筋トレーニング」を行ううち、膣圧が上がり、キュッと締まるようになります。

◆お風呂でチェックする習慣を

鏡で見るまでしなくても、お風呂でフェムゾーンを洗う際に（正しい洗い方は後述）、できものができていないか、腫れていないかなどチェックしてみてください。

小陰唇は、裏に垢（恥垢《ちこう》）がたまりやすく、においの原因にもなります。また、子宮頸がんや膣がん、肛門がんなどの発生に関わる、ヒトパピローマウイルス（HPV）が棲みつく場所でもあるので、恥垢がたまっていないかチェックしましょう。

なお、閉経前の方は、おりものにも注意を向けましょう。本来、おりものは無色透明で、においもほとんどありません。量や質は月経周期で変わります。おりものの色やにおいがいつもと違っていたら（27頁参照）、婦人科を受診してください。

正しく洗う、保湿する

膣は、いつも清潔を保つことが大切です。手で洗うことが基本ですが、洗いすぎは禁物。とくに、膣の中まで強く洗うと、デーデルライン桿菌などの善玉菌まで洗い流してしまい、膣内の自浄作用を弱めてしまう恐れがあります。また、爪などで膣内を傷つけて雑菌を増殖させ、膣炎などを引き起こしてしまう可能性もあるので、膣内まで洗う必要はありません。

なお、一般的な石けん類やボディソープには、アルカリ性で刺激の強い成分が含まれていることがあり、膣の健康に最適な酸性環境を崩してしまいます。石けんを使わなくても、指の腹で大陰唇と小陰唇をやさしく洗ってあげれば十分です。

最近は、ドラッグストアや通販などのフェムケア専用のオーガニックのウォッシュオイルや弱酸性の専用ソープなどのラインナップも豊富になったので、自分に合ったものを試してみるのもよいかもしれません。

◆保湿ケアを忘れずに！

フェムゾーン専用のオイルやソープでやさしく洗った後は、保湿ケアを忘れずに。膣まわりの皮膚は、全身のほかの皮膚よりも汗や分泌液にさらされる可能性が高く、炎症を起こしやすいため、保湿が重要なのです。

お風呂から上がったら、タオルで水気をやさしく拭き取り、すぐに保湿アイテムをフェムゾーンに塗りましょう。オイル、クリーム、ワセリンやジェルタイプのフェムゾーン専用の保湿アイテムもあり、ドラッグストアや通販などで販売されています。

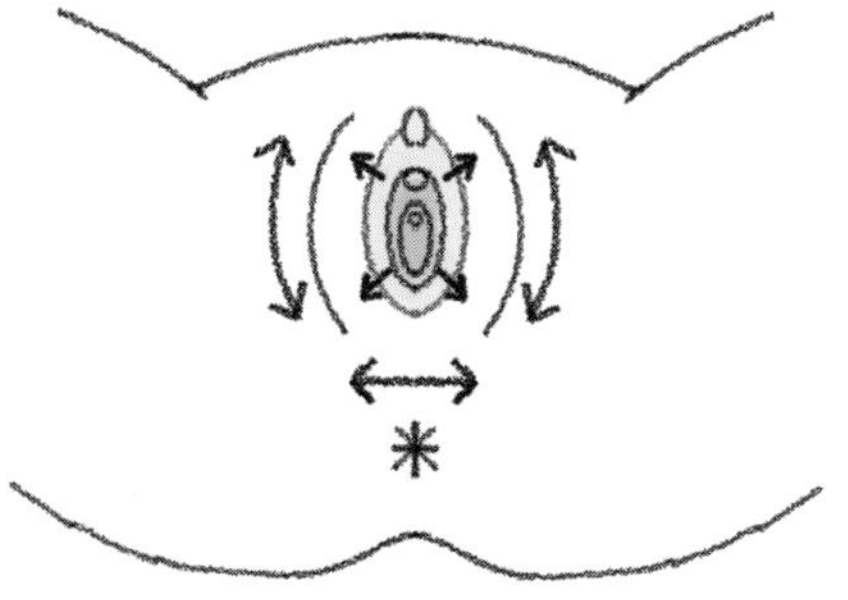

やさしく、なでるように動かす

●膣の保湿ケア

風呂上がりに、膣全体にフェムゾーン専用の保湿剤をなじませ、コリをほぐすようにやさしく円を描きながら塗りましょう。

下着の選び方

◆通気性のよい、綿100％のものを

膣のうるおいを保つためには、下着選びも重要です。

まず、**素材は綿100％のものを選びましょう。綿は通気性がよく、フェムゾーンがムレるのを防ぎ、雑菌の増殖を抑えてくれます。**

デザイン的には、フェムゾーンが冷えないよう、おへそあたりまでしっかり隠してくれるものを。また、血流を妨げないよう、ゴムの締めつけが強くないものを選びましょう。締めつけの強いガードルやパンティストッキングもおすすめしません。

ここまで読んでいただくとおわかりいただけるかと思いますが、フェムゾーンの養生のためには、いわゆる「おばちゃんパンツ」がおすすめです。

レースや、光沢のある化学繊維の生地を使った下着は、美しくてテンションが上が

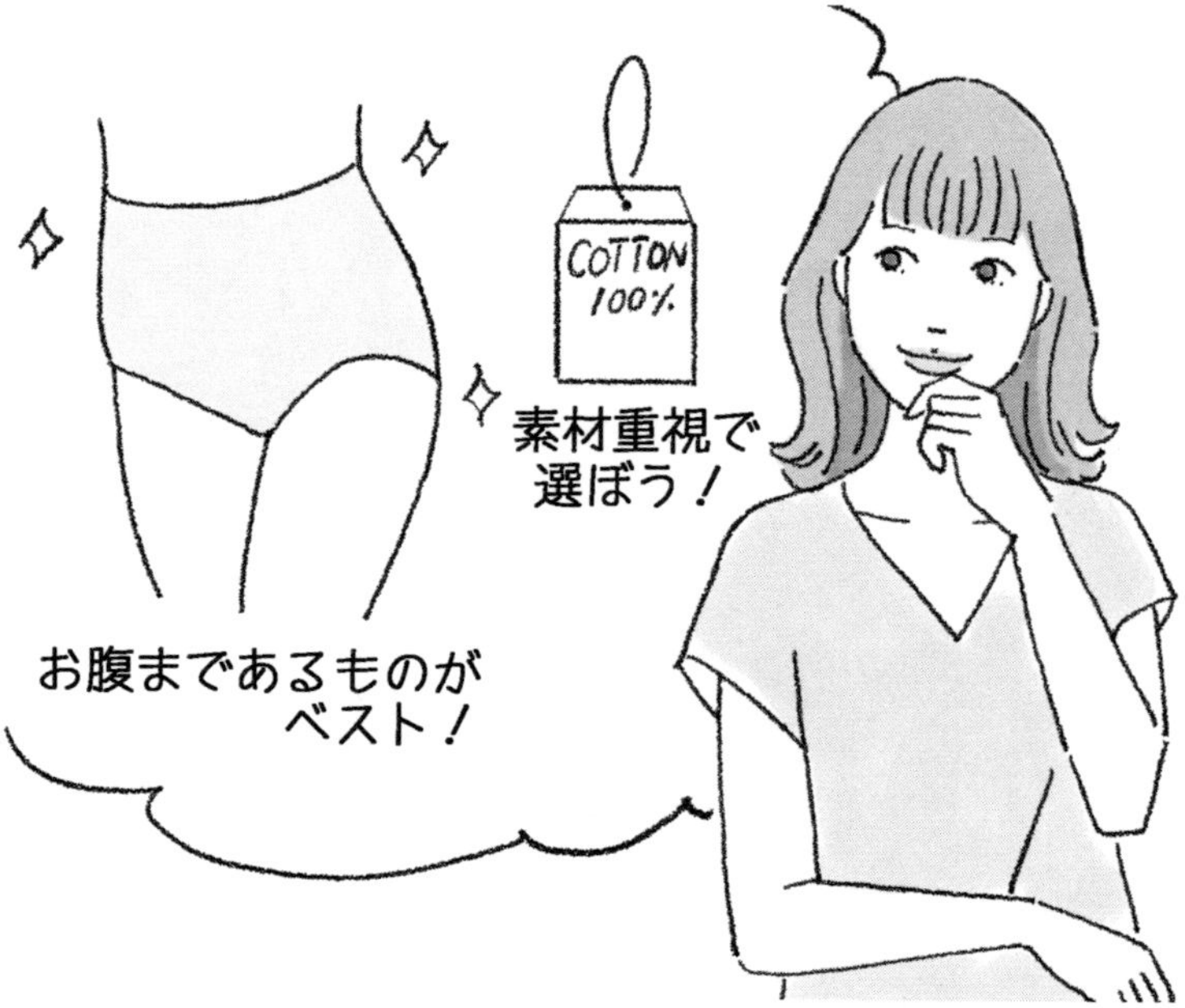

るのではないでしょうか。

ファストファッションのお店でも、かわいらしい柄や色の下着がたくさん並んでいますよね。お値段もリーズナブルで、思わず、あれもこれもと手に取ってしまいそうになります。

また、スタイルアップのためにガードルをはきたい気持ちもよくわかります。

でも、そうした素敵な下着は、いざという時のための〝勝負パンツ〟として、取っておいてください。

ふだんは、「ちつ養生」を最優先にして、綿素材で、フェムゾーン全体をやさしく覆ってくれる下着を選ぶようにしましょう。

トイレの作法

◆洗浄便座の過信は禁物

日本の場合、トイレにはほぼ、洗浄便座がついています。私たちにとって、それはもう当たり前のことになっていますが、海外の方たちが日本に来て驚くのが、トイレの洗浄便座だそうです。しかも「温水が出て、気持ちがいい」と感動するのだとか。

たしかに、トイレの後に水が出てきてフェムゾーンが洗えるのは、いいですよね。トイレットペーパーで拭くだけよりも、清潔を保てるような気がするでしょう。

しかし、**とくに温水で洗い、しかも乾燥機能を使ったりするとフェムゾーンが乾燥しやすくなるので、注意が必要です。**

さらに、洗浄用の水はタンクに入っていますが、タンクの中は決して無菌状態ではありません。水は、絶えず流れていればよいのですが、タンクの中のようにたまっている状態にあると、どうしても雑菌が繁殖してしまうのです。

肛門まわりは比較的皮膚がしっかりしていますし、ふだんから大腸菌などの雑菌にさらされているので、菌に対して強いのですが、腟や尿道口まわりの皮膚はとてもデリケート。そこに、強い圧力で水が当たると、腟や尿道口から雑菌が侵入して、腟炎や尿路感染症を起こしかねません。

腟が劣化・老化して自浄作用が下がっていると、そのリスクは高まります。

◆ビデも使いすぎに注意

同じ理由から、ビデの使い方にも注意が必要です。

生理中は、ビデを使うと経血を流せるので気持ちがよいですし、使ってもいいと思いますが、腟の自浄作用が低下してくる更年期から閉経以降は、ビデの使用はあまりおすすめしません。長年の習慣で、どうしてもビデを使いたいという場合は、くれぐれも使いすぎないよう、気をつけましょう。

なお、トイレットペーパーで拭く場合は、前（腟、尿道口）から後ろ（肛門）へ。ゴシゴシ強く拭くのはＮＧです。やさしく拭き取るようにしてください。

おりものシートについて

◆頼りすぎず、こまめに交換を

おりもののにおいや量の多さを気にしておりものシートを使っていて、「下着を汚したくないので、おりものシートをつけたまま過ごしている」という方もいらっしゃるかもしれません。

でも、おりものシートを過信するのは禁物です。

そして、「ちつ養生」の観点からいうと、おりものシートはあまりおすすめできません。**おりものシートを使い続けると膣まわりや外陰部がムレて、雑菌が繁殖し、かゆみやかぶれの原因となることがあるのです。**

長時間、おりものシートを替えないでいると、シートが膣を覆った状態になってしまい、トラブルが起こりやすくなります。とくに体調が悪い時などは、膣炎を引き起こす恐れもあるので、要注意です。

生理になりかけの時や終わりかけの時など、おりものの色が濃くなったり経血が混じったりして、どうしてもおりものシートを使いたいという場合も、短時間でこまめに取り替えて、腟まわりを常に清潔に保ちましょう。

ちなみに、尿もれパッドも同様です。つけっぱなしは、フェムゾーンのトラブルを招きます。尿もれに悩んでいる方は、パッドに頼りすぎず、まずは婦人科や女性泌尿器科で適切な治療を受けてください。

下着が汚れるのが気になる方は、1日に2、3回はき替えてはいかがでしょう。外出先や職場に替えの下着を持って行き、お昼休みなどにトイレではき替えるとよいと思います。

考えてみれば、1日じゅう汗やおりものがついた下着より、常に洗いたての下着をつけているほうが清潔を保てますし、さらっとして気持ちがいいですよね。

面倒だと思う方もいらっしゃるかもしれませんが、腟の養生は「全身の養生」。人生いつまでも若々しく健やかに過ごすための手間だと考えてみてはいかがでしょう。日々の習慣にしてしまえば、それほどむずかしいことではないように思います。

column

いつまでも素敵なふれあいを

腟の劣化・老化には、セックスレスも大きく関係しています。日本は、世界一セックスの回数が少ない国だということはすでにお話ししましたが、それは日本のセックス観によるものでしょう。昔からセックスは「いやらしいこと」「子どもを作るため」と捉えられていました。だから、閉経後は特に女性は「セックスは必要ない」と考える風潮があるのではないでしょうか。

セックスはいやらしいことでも子どもを作るためだけにするわけでもありません。愛し合うふたりが心と体で結ばれる、とても素敵なこと。お互いを思いやる、最高のコミュニケーションです。

また、セックスは単にペニスを挿入することだけではありません。相手の体に触れ、抱き合うだけでも精神的な満足感を得ることができます。

私のクリニックには、70代で腟・外陰部レーザー治療によって、しばらくぶりにセックスができ、見違えるほど若々しくなった患者さんがいらっしゃいました。「ちつ養生」を始めてから夫婦仲が深まったという例も、少なくありません。

いくつになっても自分らしくいきいきと、女性であるよろこびを感じながら過ごせたら、素晴らしい人生といえるのではないでしょうか。

第3章

不調をくいとめる「ちつ養生」

エクササイズ編

体を動かして「ちつ」を元気に

◆「ちつ」の大敵、冷えの予防・改善を

体の健康を守るため、更年期症状をやわらげるためにも体を冷やすことは禁物ですが、膣にとっても冷えは大敵。膣周辺が冷えると月経痛や月経不順を引き起こしやすく、さらに、女性ホルモンのバランスが崩れ、自律神経の乱れや免疫力の低下にもつながってしまいます。

膣を冷やさないようにするためには、体を動かすことが大切です。体を動かすと血流がよくなりますし、熱を生み出す筋肉の量も増えるので、冷えの予防・改善につながります。膣の老化防止に最も効果的なのは、骨盤底筋トレーニングです。第1章で触れましたが、膣を含むフェムゾーンのトラブルが起こる背景には、骨盤底筋の衰えがあります。

◆ちつ筋トレ＝骨盤底筋トレーニング

先にお話ししたとおり、骨盤底筋は妊娠・出産、加齢によって衰えます。ほかに、運動不足や過度なダイエットも骨盤底筋を弱らせる原因になります。

膣を若返らせるには、膣まわりの筋トレが必須。それが骨盤底筋トレーニングです。トレーニングによって骨盤底筋が柔軟になれば、自由自在に伸び縮みし、膣や尿道、肛門をうまくコントロールすることができます。骨盤底筋を鍛えてしっかり締まる体を作ることができれば、スタイルアップやダイエットにもつながります。さらに、セックスも楽しめるようになり、心身ともに若返りますよ。

トレーニングといっても、とても簡単で、運動が苦手な方でも気軽にできるのが、骨盤底筋トレーニングのうれしいところです。ぜひ、試してみてください。

そのほか、血流を促したり自律神経を整えたりする効果のある、ツボ押しやマッサージ、ヨガなども紹介します。

骨盤底筋

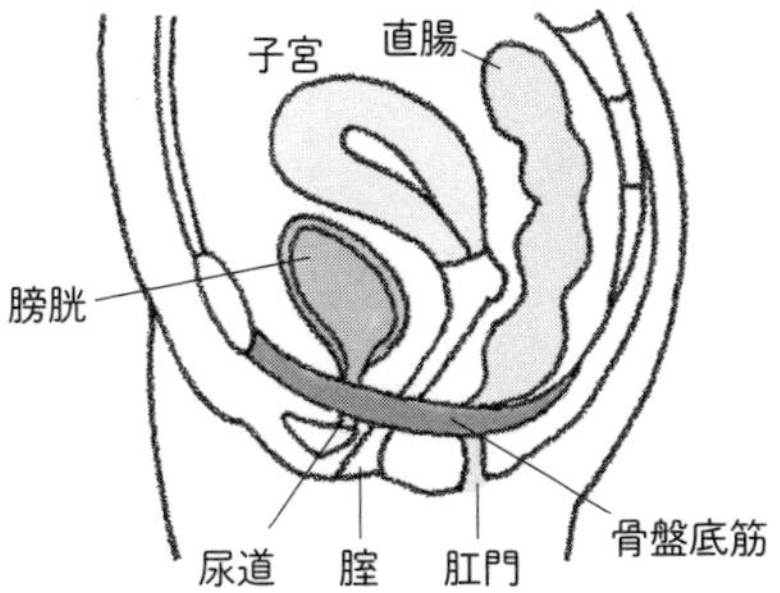

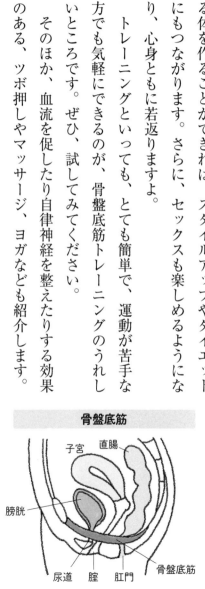

立ち方と呼吸法

骨盤底筋トレーニングの前に、まずは正しい姿勢と呼吸法をマスターしましょう。

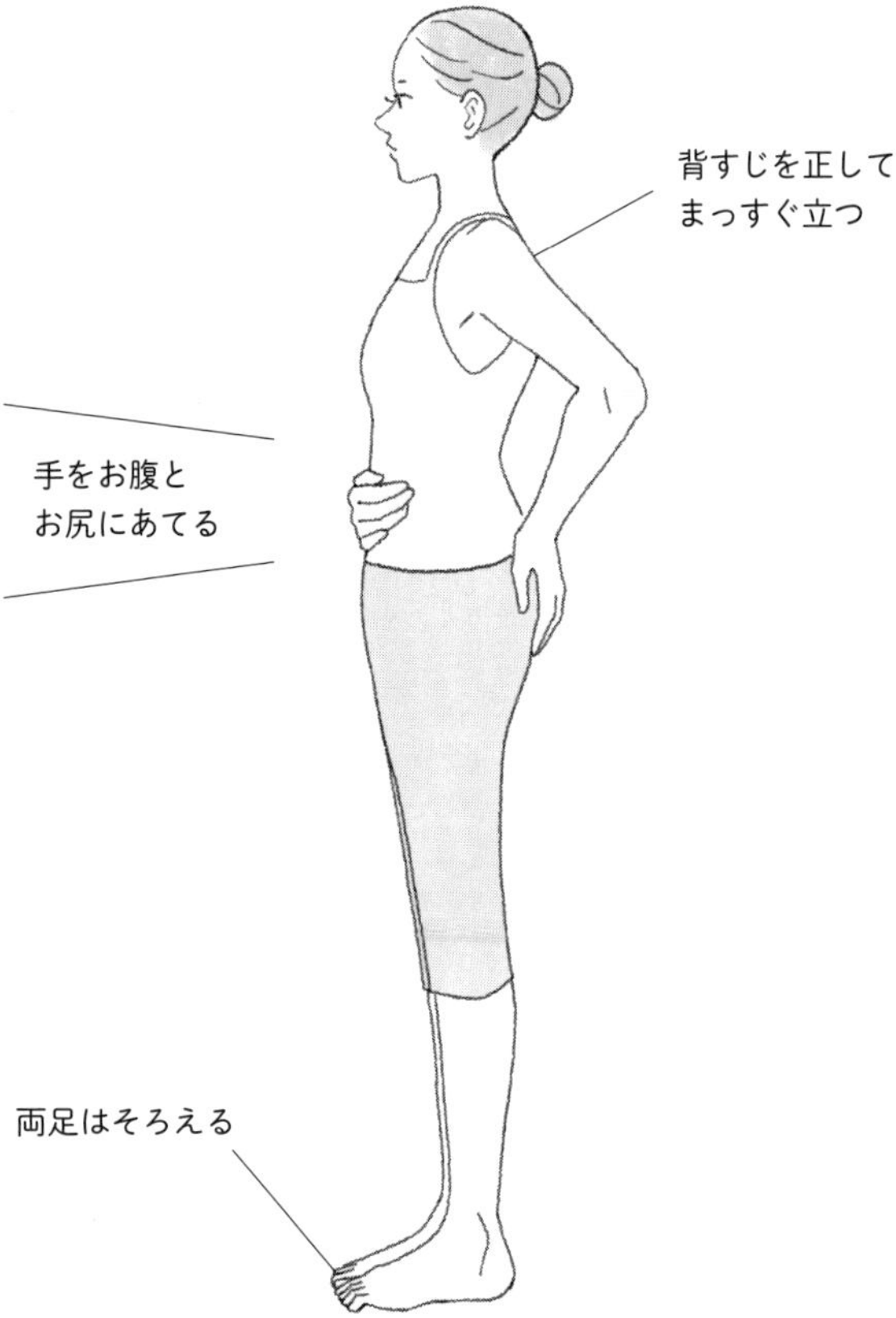
背すじを正して
まっすぐ立つ
手をお腹と
お尻にあてる
両足はそろえる

1 両足をそろえ、背すじを正してまっすぐ立ち、手をお腹とお尻にあてる。

2

1の姿勢を保ったまま、**膣と肛門に力を入れてキュッと締める。締めたりゆるめたりを2〜3回繰り返す。**締める時は息を吐き、ゆるめる時は息を吸う。むずかしければ、最初は自然な呼吸でもOK。

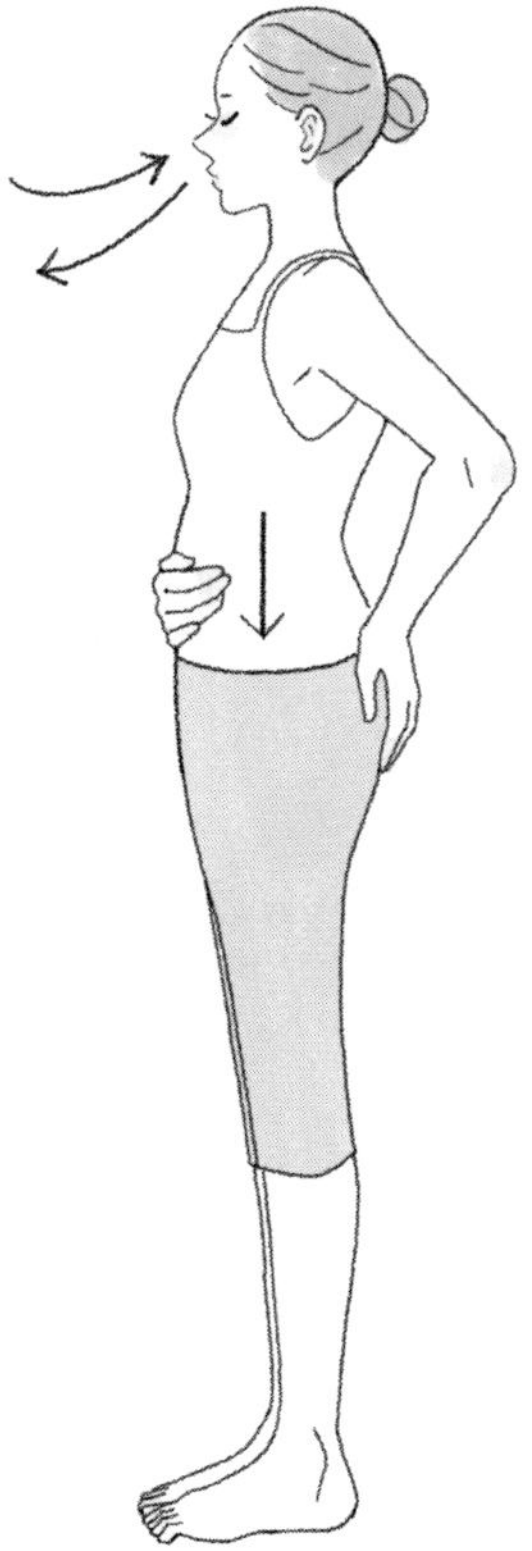

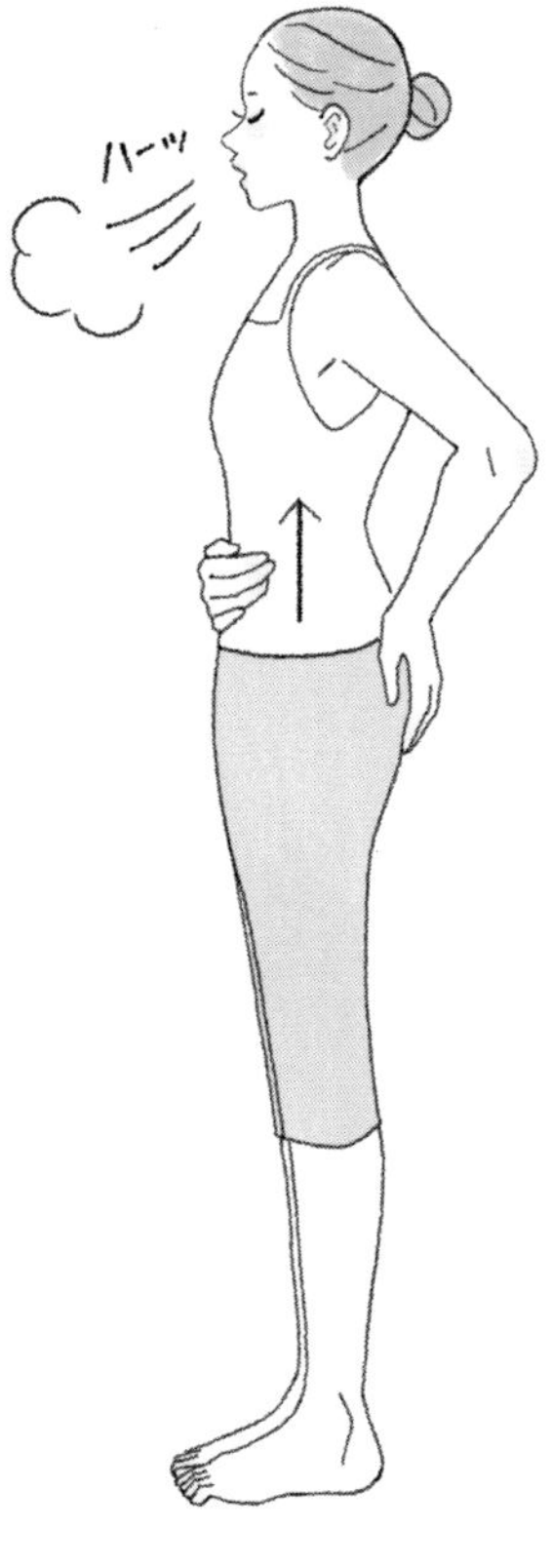

3

今度は、**ゆっくり息を吐きながら、膣と肛門を10〜12秒ほどかけて、強い力でギューッと締める。再び10〜12秒ほどかけて、息を吸いながらゆっくりとゆるめる。これを2〜3回繰り返す。**10〜12秒のトレーニングがきつく感じられる人は、最初はそれぞれ5秒からでもOK。

※膣と肛門を締めながら、骨盤底筋全体をゆっくり引き上げるイメージで、グッと持ち上げるようにする。力を抜く時は、ゆっくりゆるめる。

いつでもどこでもトレーニング

呼吸法をマスターしたら、次はさまざまな姿勢でチャレンジ。日常生活の中に取り入れていきましょう。

椅子に座って

電車やバスの中、仕事の合間に

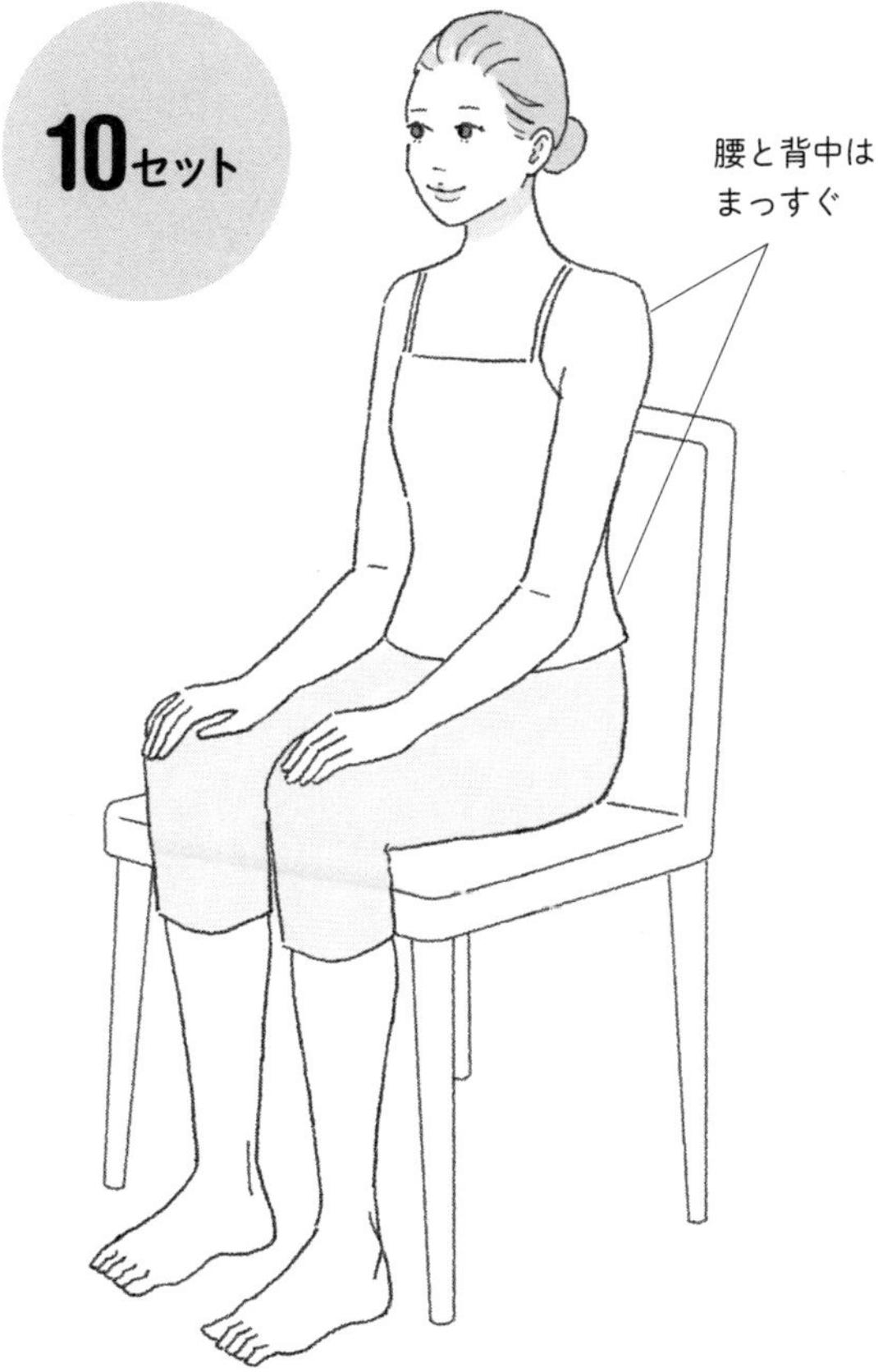

椅子に座り、姿勢を正す。腰と背中が椅子の背もたれにあたり、まっすぐになるように意識。体に無理な力が入らないように、リラックスする。そのままの姿勢で、81頁の**2**、**3**のトレーニングを10セット行う。

机で

家事や仕事の合間に

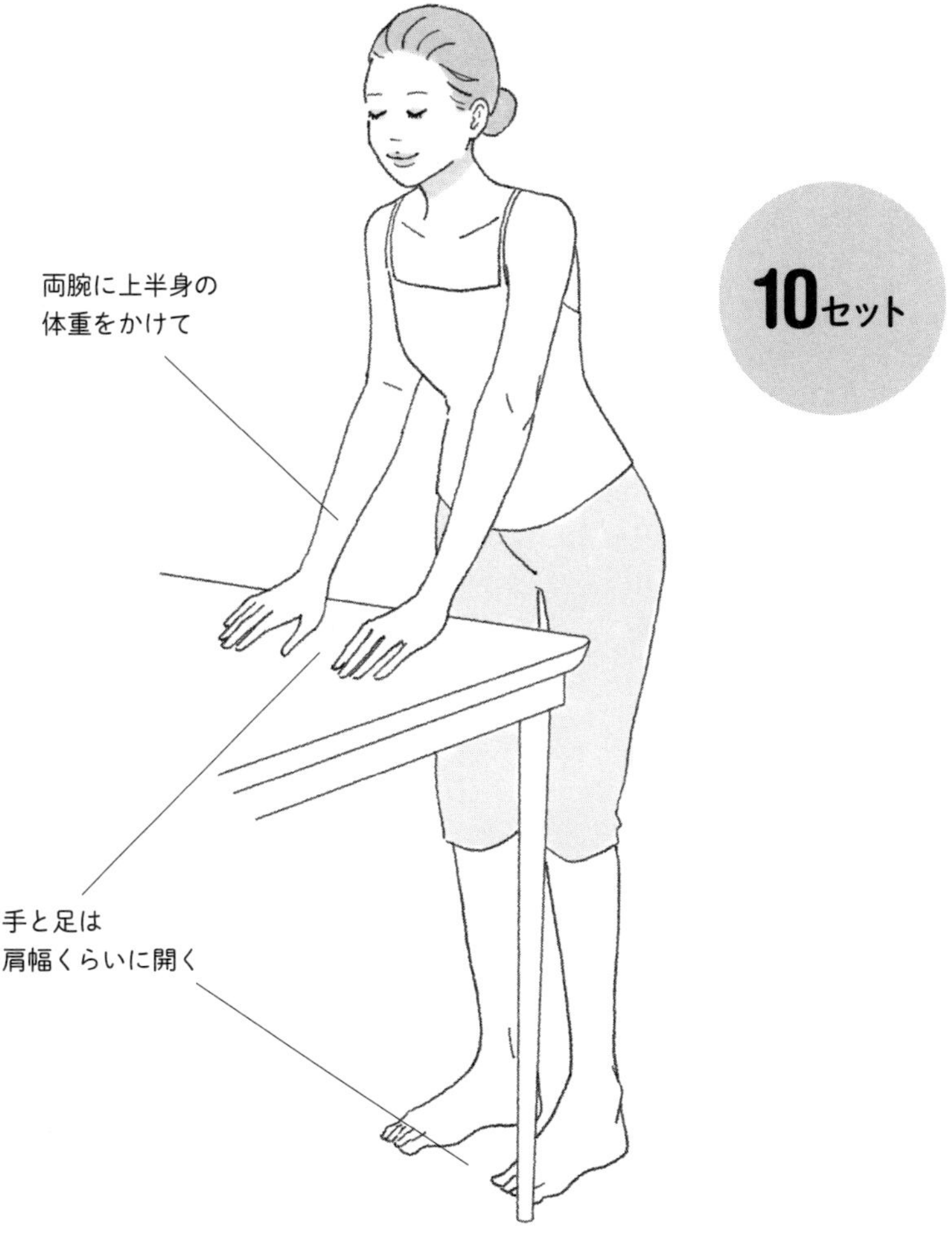
両腕に上半身の
体重をかけて
10セット
手と足は
肩幅くらいに開く

机やテーブルなどの側に立ち、足を肩幅くらいにゆったりと開く。両手をテーブルにつき、同じく肩幅くらいに開く。机やテーブルなどの高さは、体が前に軽く傾くくらいが理想。上半身の体重を両腕にかけながら、81頁の**2**、**3**のトレーニングを10セット行う。

「ちつ」筋トレ

骨盤底筋のほかに、骨盤まわりの筋肉も鍛えましょう。

3セット

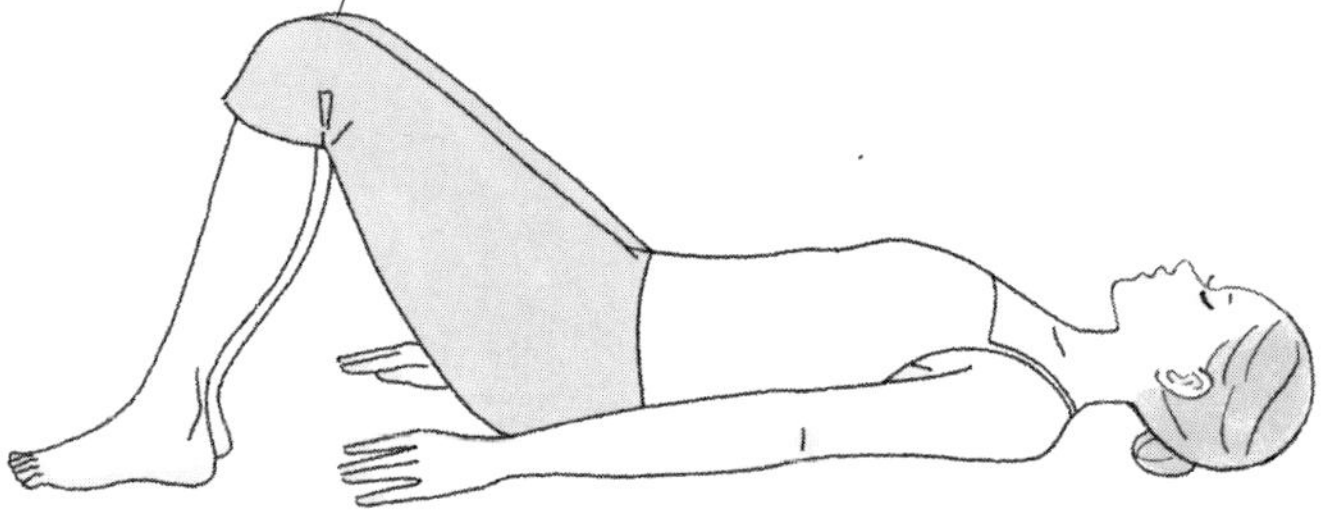

1 仰向けに寝転んで、ひざを立てる。両ひざの間は、こぶし1～2個分開く。両手は体にそわせる。

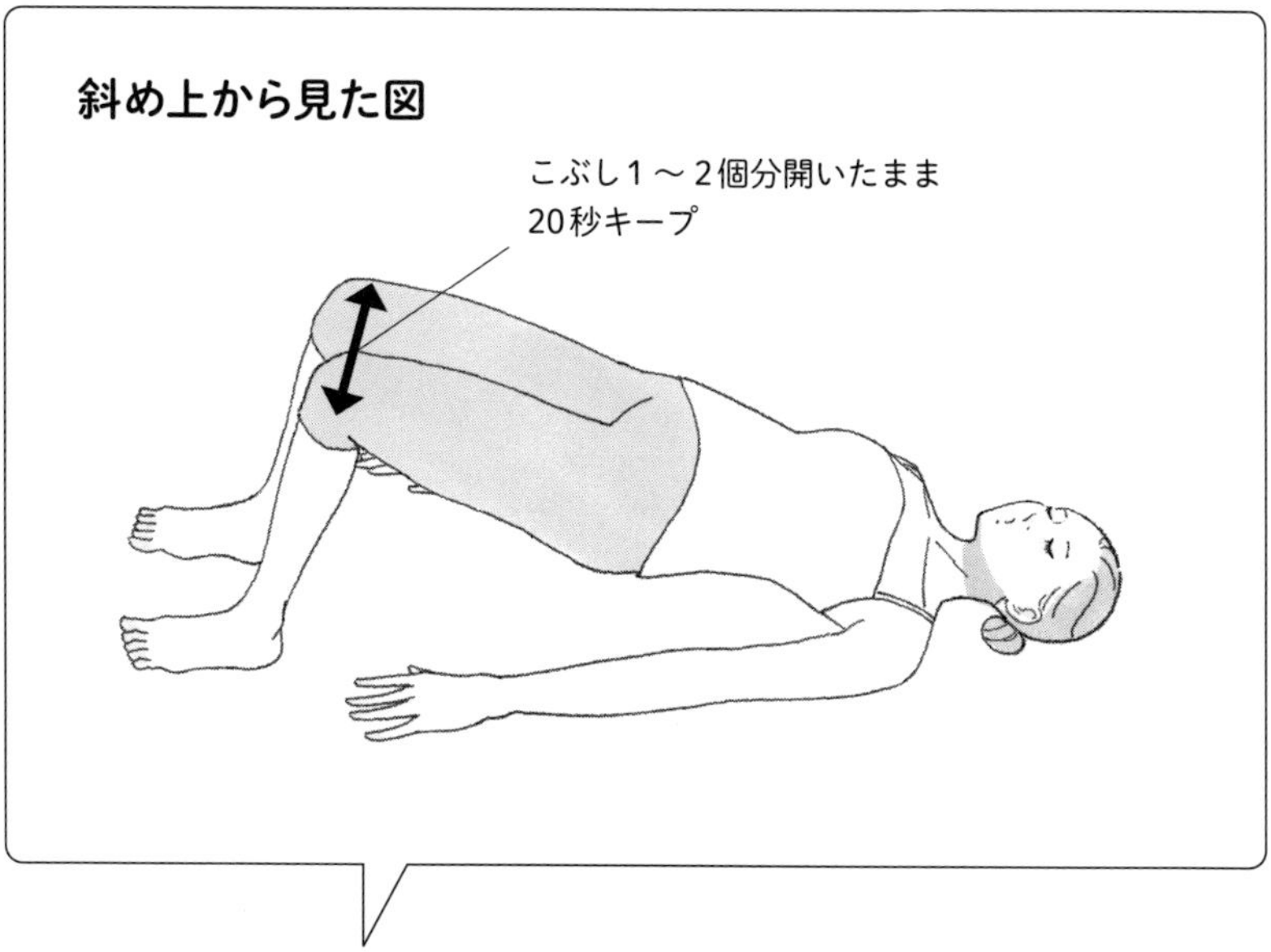

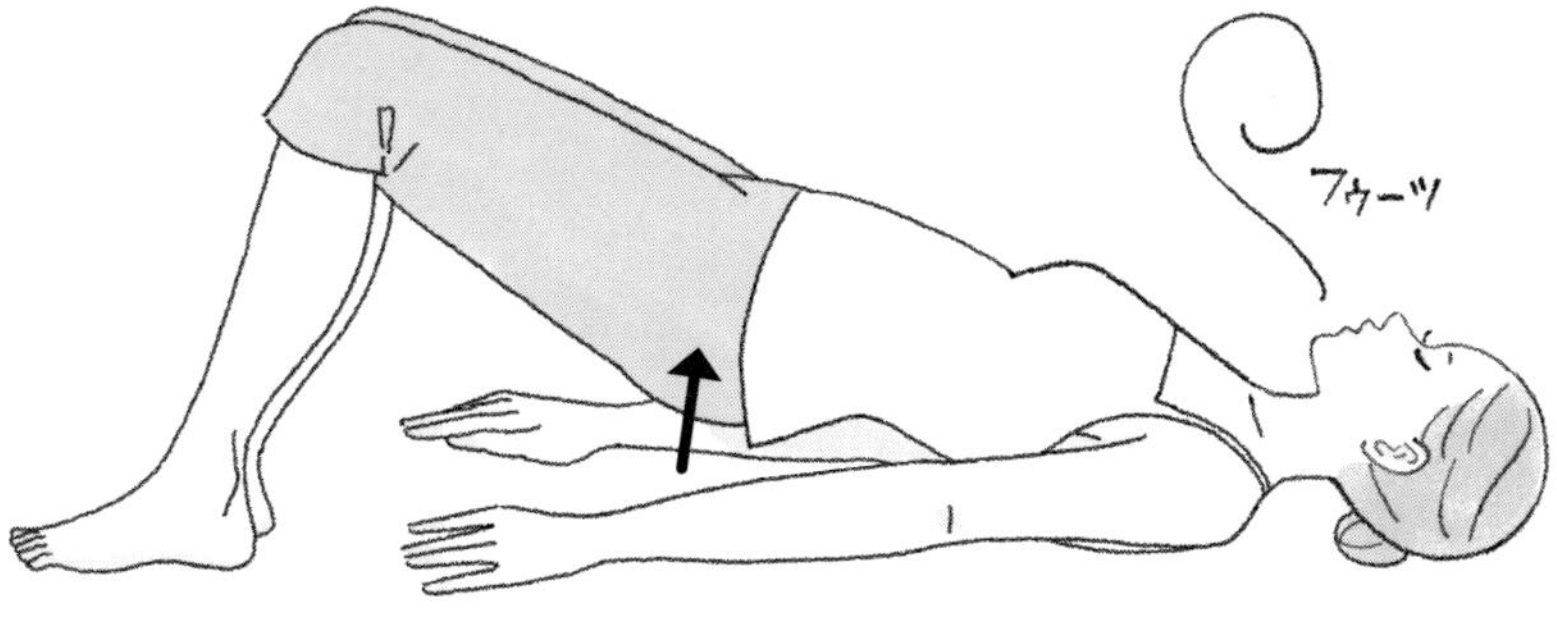

2 お尻を持ち上げて、20秒キープ。この時、息を吐きながらお尻や膣のまわりを引き締める。

3 お尻を下げて５秒休む。**2**、**3**を３回繰り返す。

ガニ股スクワット

足よりもお尻まわりを引き締めることを意識します。

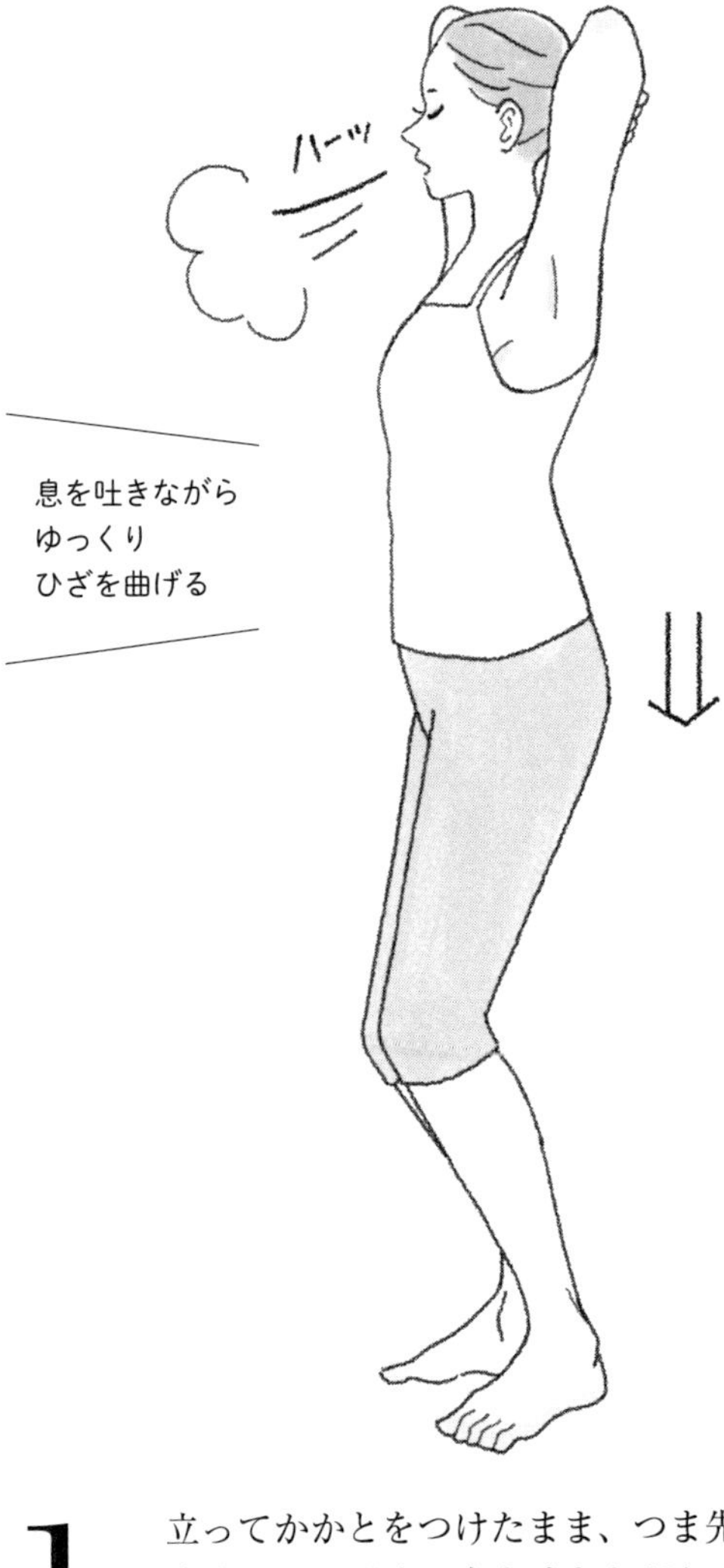
ハーッ
息を吐きながら
ゆっくり
ひざを曲げる

1 立ってかかとをつけたまま、つま先を60度くらいに開く。息を吐きながらゆっくりひざを曲げ、お尻を下げる。あまり深く曲げなくてもOK。ひざを曲げる方向は、つま先の向きにそろえる。

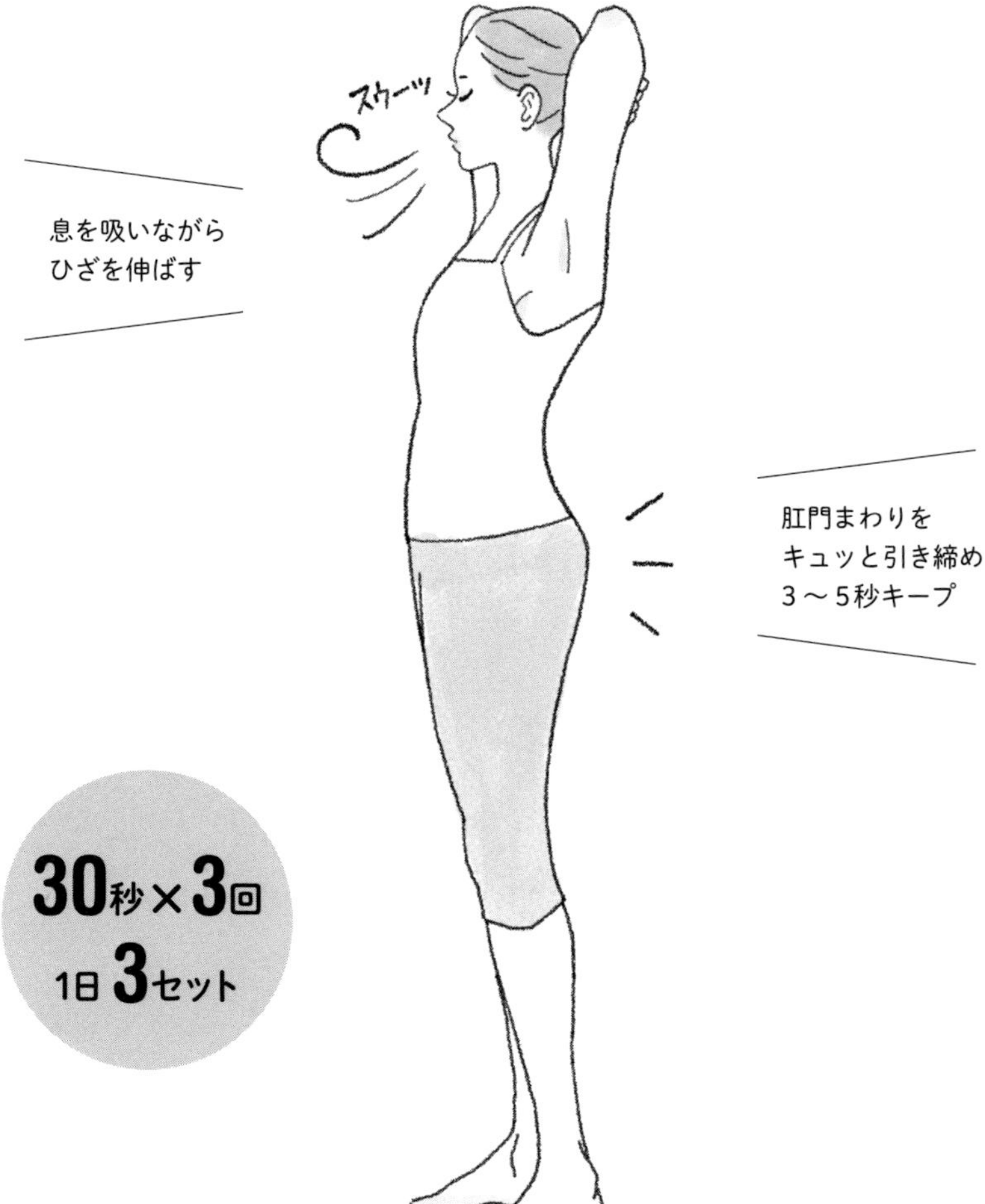
スゥーッ
息を吸いながら
ひざを伸ばす
肛門まわりを
キュッと引き締め
3～5秒キープ
30秒×3回
1日 3セット

2

ゆっくり息を吸いながら、ひざを伸ばす。後ろ重心で肛門まわりをキュッと引き締め、3～5秒キープ。**1**と**2**を30秒繰り返すことを3回＝1セットとして1日3セット行う。足の開き具合で刺激する筋肉の違いがあるので、いろいろな角度で試してみるとよい。

※スクワットの後は前屈してリラックスすると、より効果が期待できる。

メノポーズラインによいマッサージ・ツボ

マッサージやツボ押しを行って女性ホルモンの分泌を促す方法もあります。ホルモンの分泌に関わる脳下垂体《のうかすいたい》、甲状腺《こうじょうせん》、副腎《ふくじん》、生殖器に対応する4種類のツボは、ほぼ一直線上に並んでいます。これを**「メノポーズライン」**と呼びます。メノポーズとは、英語で閉経または更年期を意味する言葉です。

脳下垂体とは、ホルモンの分泌を促したり量を調節したりする器官。甲状腺は体の新陳代謝を促す甲状腺ホルモンを分泌する器官です。副腎は外側の皮質と内側の髄質《ずいしつ》に分かれ、多くのホルモンを分泌しますが、なかでもアドレナリンは心拍数や血圧を上げる作用があります。生殖器は女性の場合、卵巣から女性ホルモンを分泌します。

これらのゾーンを刺激したり、マッサージすることで女性ホルモンの分泌が促され、更年期症状がやわらぐと考えられていて、膣を養生することにもつながります。

手と足のメノポーズライン

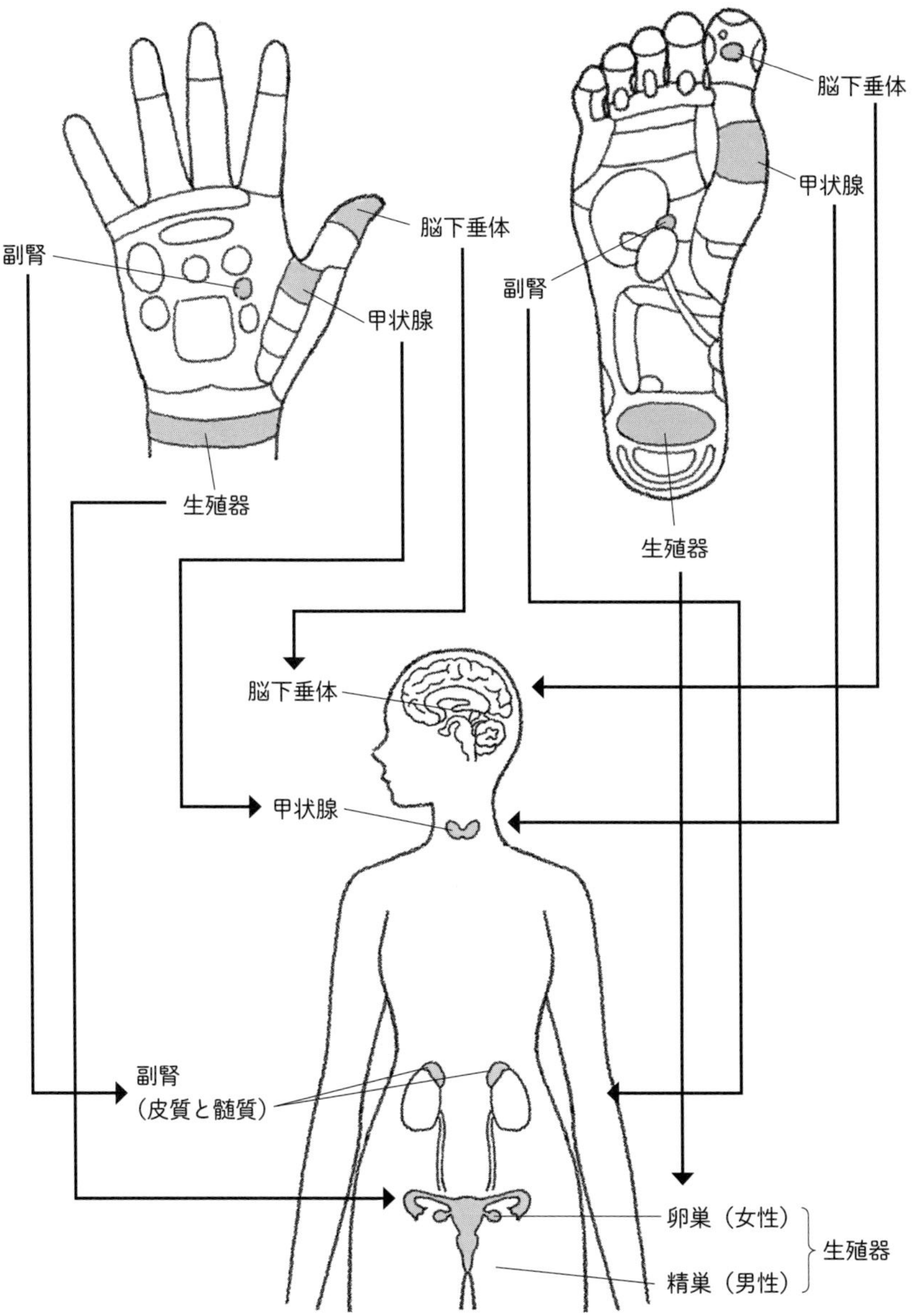

日本マタニティフィットネス協会『メノポーズケアテキストブック』より作成

足裏マッサージ

足の裏には重要なツボが集中しています。ほぐす、押す、いずれも気持ちよく感じる強さで行いましょう。

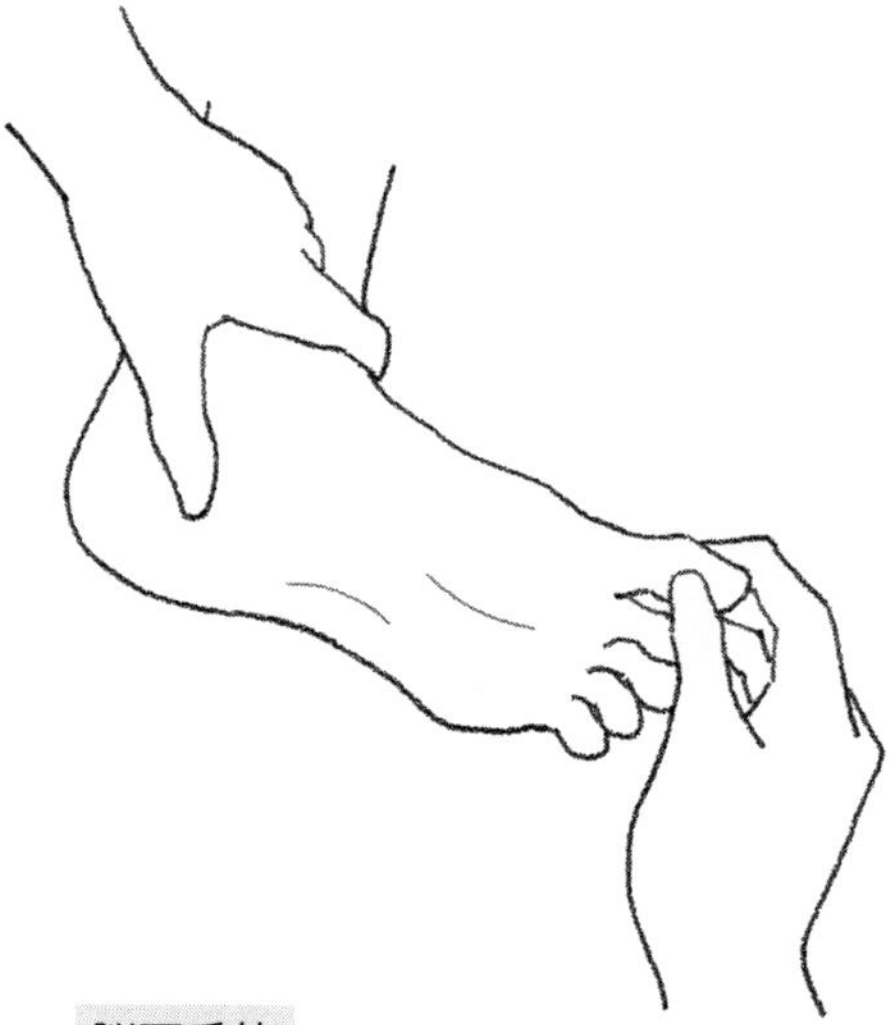

1

脳下垂体

手の指の腹で、足の親指の腹を押したり、押さえながら指のつけ根を回したりする。

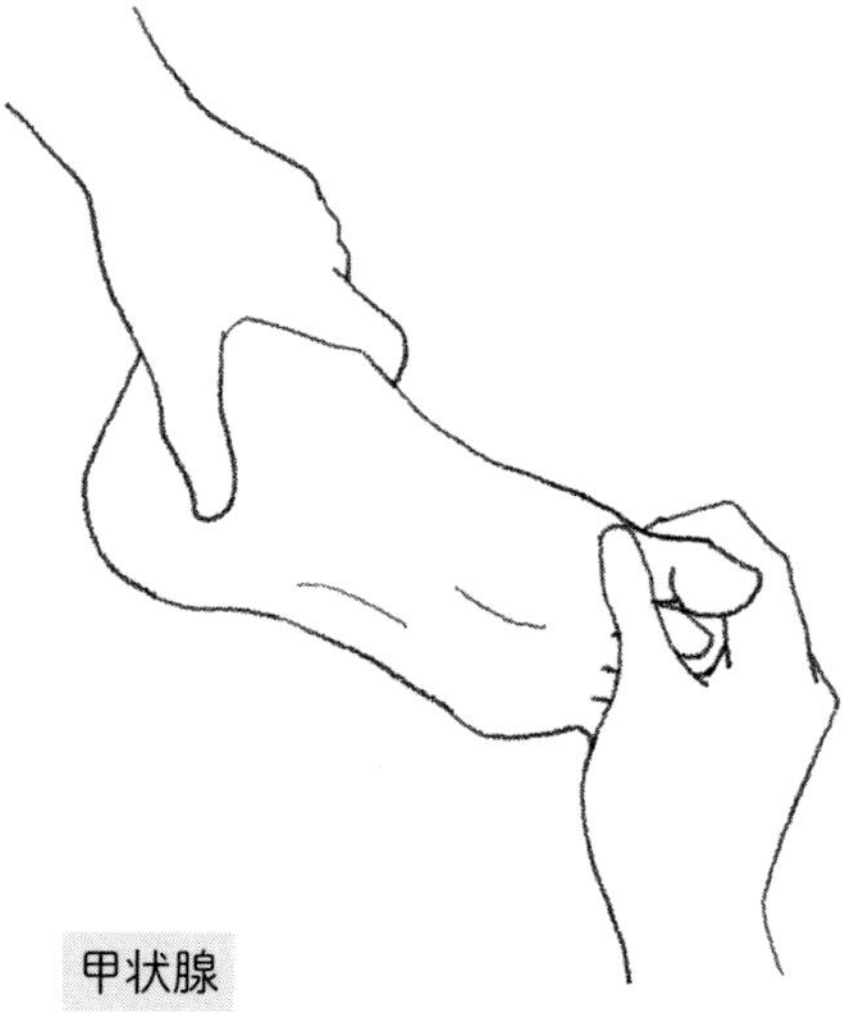

2

甲状腺

足の親指のつけ根を、手の親指の腹で押す。

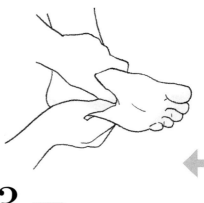

3 副腎

足の裏の中央を、手の親指の腹で押す。

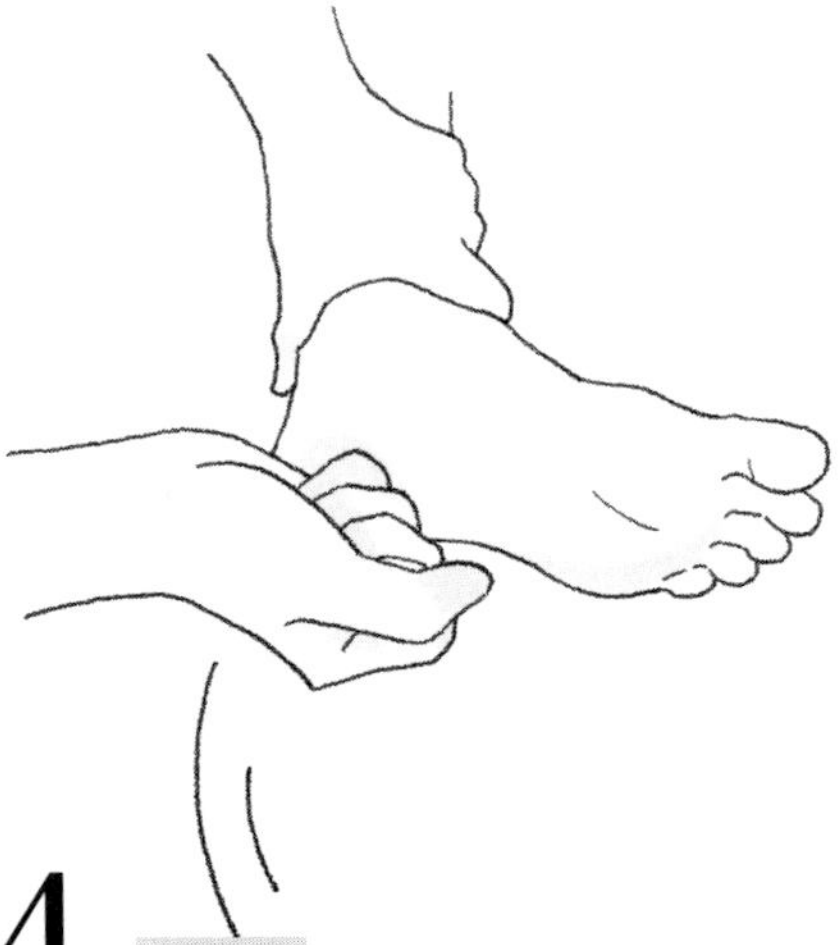

4 生殖器

かかとを手首の内側でこする。こぶしの小指側で叩くのもよい。かかとには、骨盤や坐《ざ》骨《こつ》神経《しんけい》、膀胱や尿道、結腸など排泄に直結するゾーンもある。

手指マッサージ

甲状腺、副腎、生殖器に関わるツボがある手。しびれの予防、改善にも役立ちます。

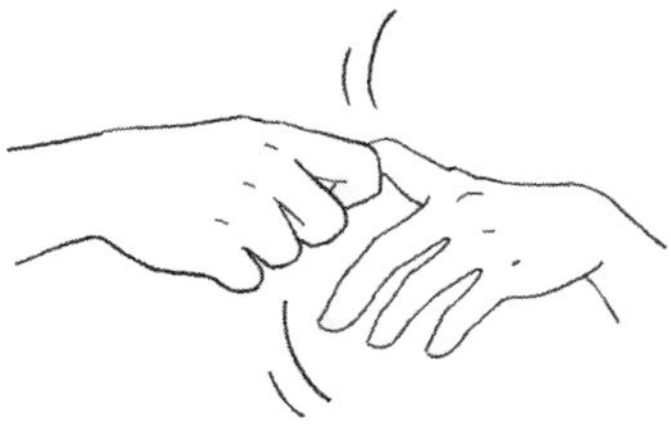

1

片方の指をもう片方の手で持ち、１本ずつ細かくゆする。第２関節を軽く支えながら振る。強く振ったり、弱く振ったり、強弱をつけて行うとよい。

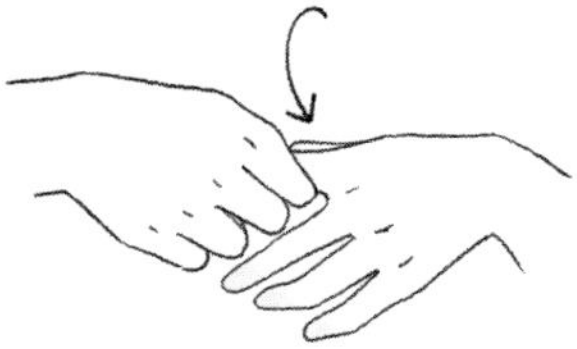

2

指を１本ずつ包み込むようにして、ねじるようにマッサージする。指先からつけ根に向かって、またその逆も行う。反対の手も同様に行う。

三陰交《さんいんこう》

生殖器の機能を整え、更年期の症状を緩和。生理痛、冷えのぼせの解消に効果的です。

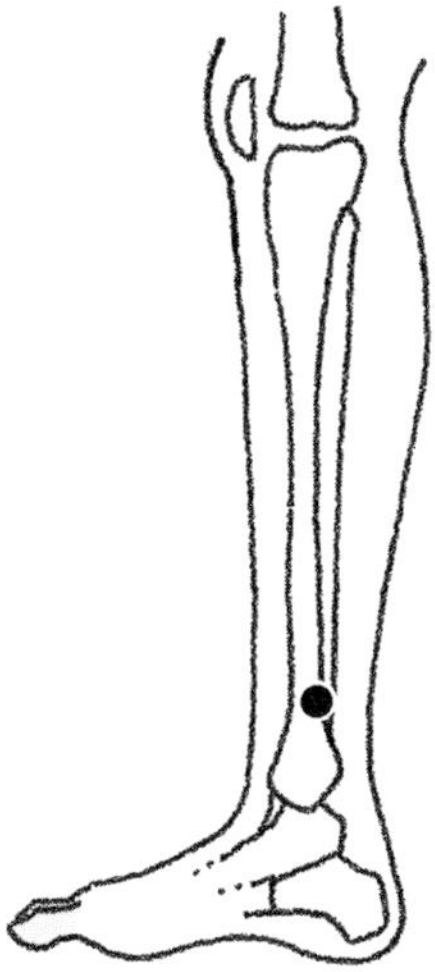

足の内くるぶしから指４本分上のところを、親指の腹で押します。お灸《きゅう》をするのも◯。

関元《かんげん》

消化器、生殖器、泌尿器系の症状をやわらげるツボ。生理痛、生理不順の解消に効果的です。

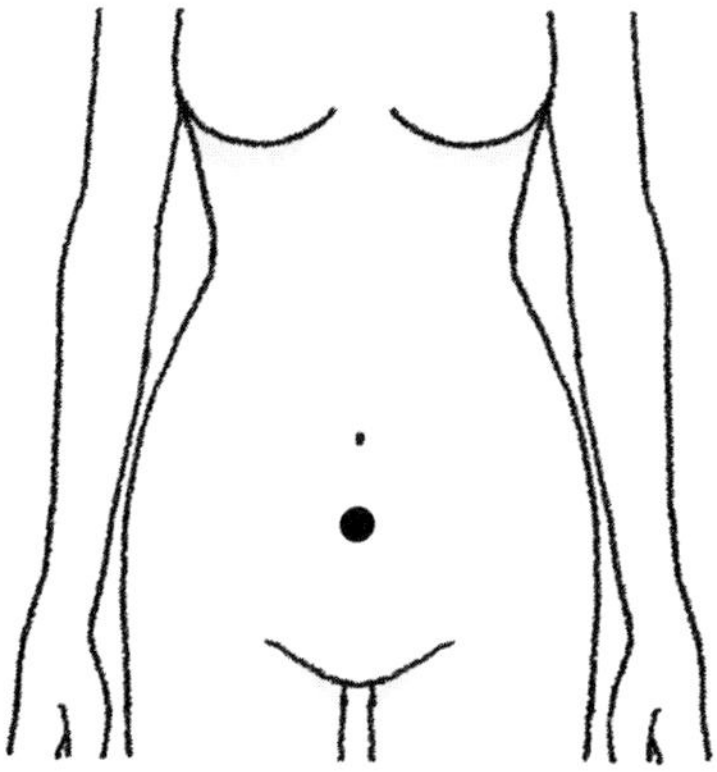

へそから指４本分下のところに、両手の指先を重ねて、ゆっくりやさしく押す。

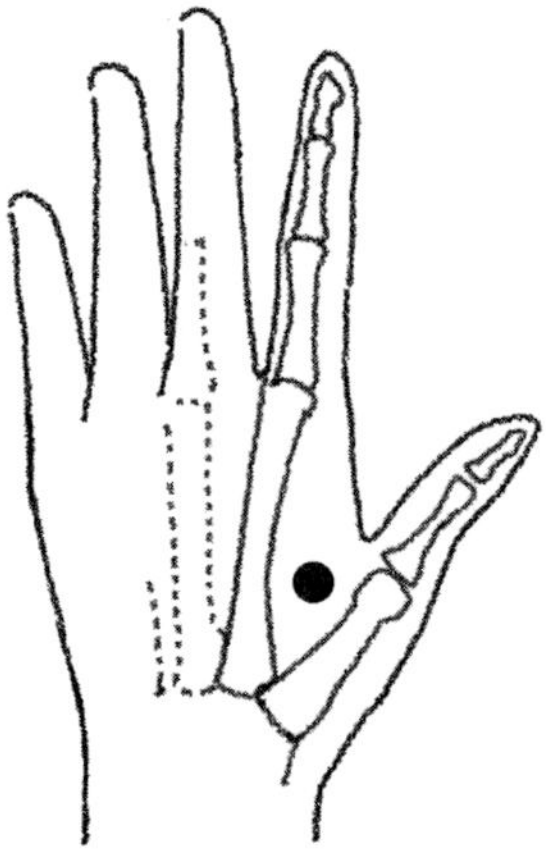

合谷《ごうこく》

急な痛みに即効性あり。生理痛、生理不順、肩こり、頭痛、胃腸の不調、倦怠感《けんたいかん》の解消に効果的です。

手の親指と人差し指のつけ根にあるツボ。反対の手の親指と人差し指で挟むようにして押す。

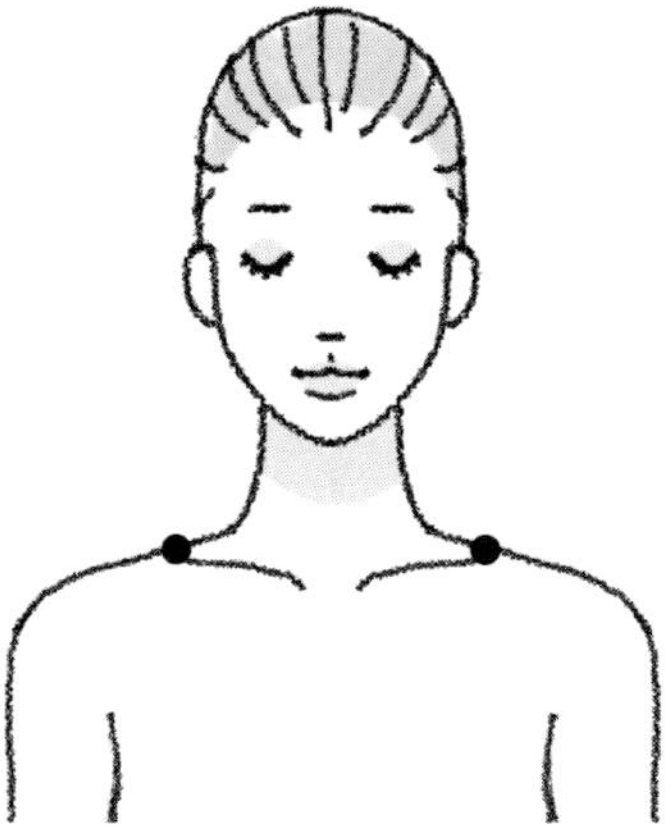

肩井《けんせい》

首や肩など上半身の症状をやわらげるツボ。首や肩のこり、頭痛、めまいの解消に効果的です。

肩の上、乳頭をたどった線上にある。左右片方ずつ、人差し指と中指をそろえて押す。

曲沢《きょくたく》

手のしびれや関節の痛み、精神疲労の解消に効果的です。

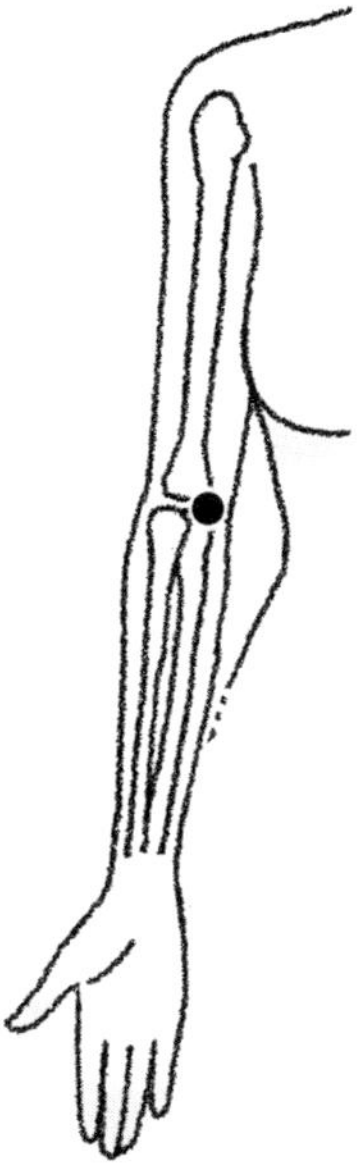

ひじの内側のくぼみにあるツボ。精神が不安定な時などに押すと、リラックスできる。

志室《ししつ》

生殖器のトラブル、生理痛、腰痛、慢性疲労の解消に効果的です。

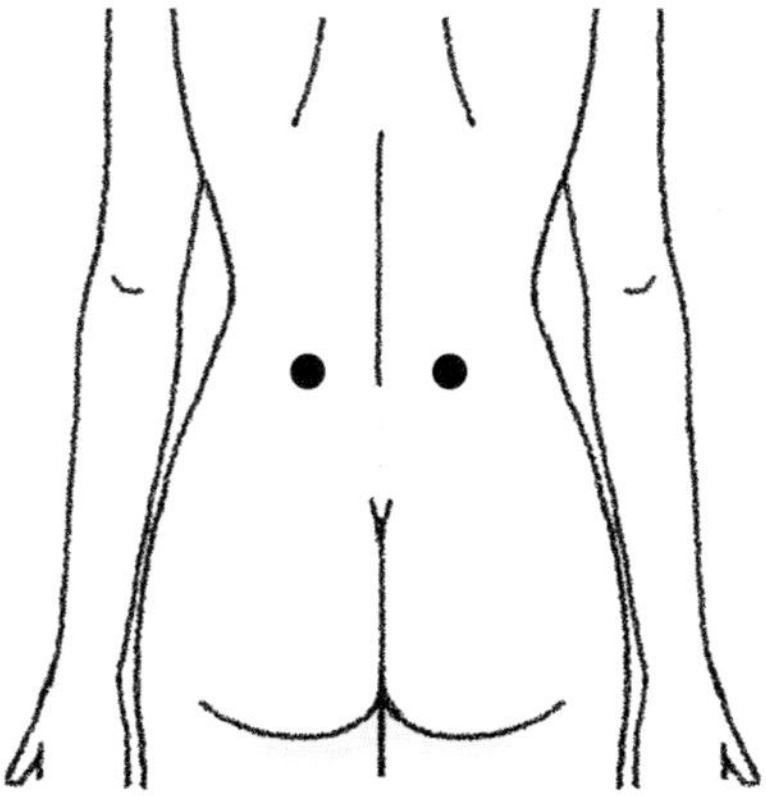

背中側の肋骨のいちばん下あたりにあるツボ。親指でグーッと押す。

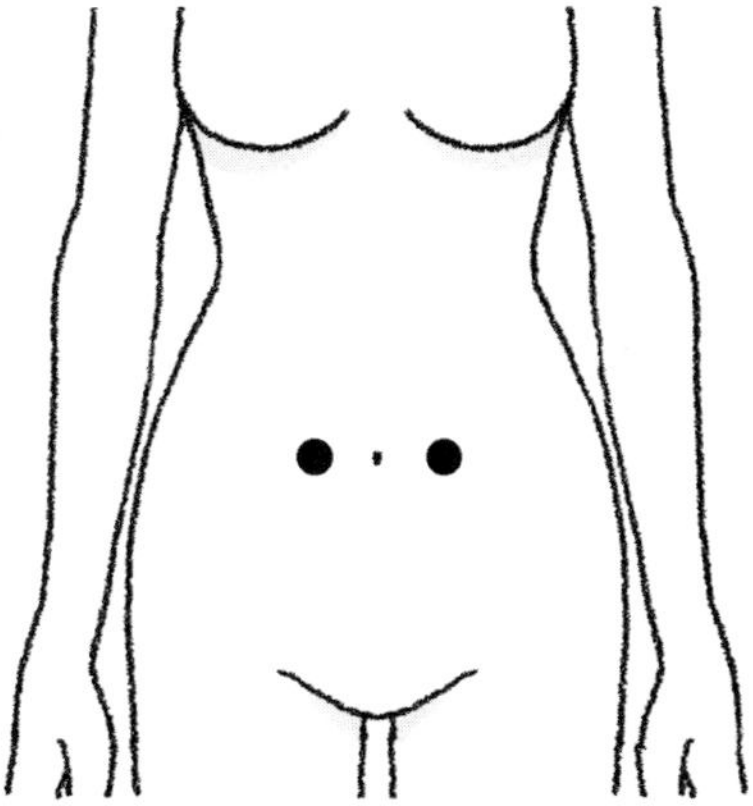

天《てん》枢《すう》

消化器系、生殖器のトラブルの解消に効果的です。

へそから指3本分外側にあるツボ。便秘、胃下垂など消化器系の症状や、生殖器のトラブル、腰痛、生理痛に効く。一緒に「合谷」(93頁)も押すと効果がアップ。

あると便利なツボ押しグッズ

指でツボをうまく押せないという方は、市販のツボ押しグッズを利用するのも手。青竹踏みやツボサンダル、ツボマット、肩叩き棒、ツボ押し棒やアーチ型タイプのものもあります。ほかにはマッサージローラーも。いずれも、手軽かつ効果的。試してみて、気持ちいいと感じるものを使ってみてください。

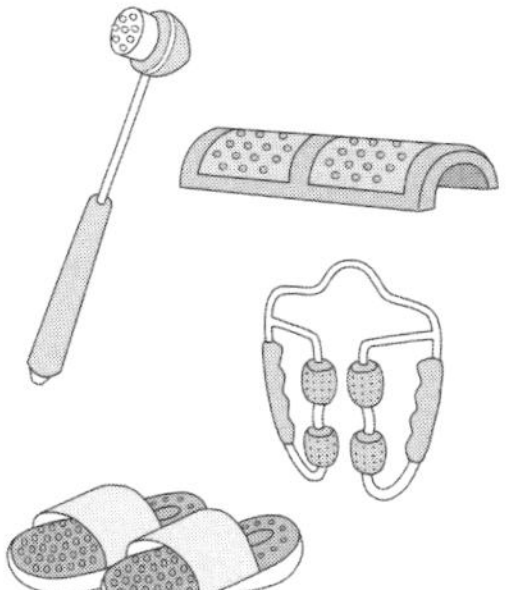

ヨガで体の芯から温め、血流をアップ

ヨガは、体のコア（芯）から温めるので、卵巣の血流もよくしてくれます。呼吸はゆっくり、鼻で吸って、鼻で吐き、体もゆっくり動かすことによって自律神経を整える効果も期待できます。空腹の状態で行うのがよいとされているため、朝の時間がおすすめです。私も、毎朝20分程度のヨガを心がけています。前日、夜が遅かった時などはパスすることもありますが、朝起きてすぐ、体を伸ばすと自律神経が整って、頭がすっきり。体がポカポカしてきて、元気に1日のスタートを切ることができます。

次頁から、ヨガの基本的なポーズを2種類ご紹介します。運動が苦手な方でも、比較的トライしやすいと思います。

なお、ヨガを行う時には、体を締めつけないゆったりとした服装で。畳の上や、床にヨガマットなどを敷いた上で行うようにしてください。

太陽礼拝のポーズ

自律神経を安定させます。肩こりや腰痛の防止・改善にも効果的です。

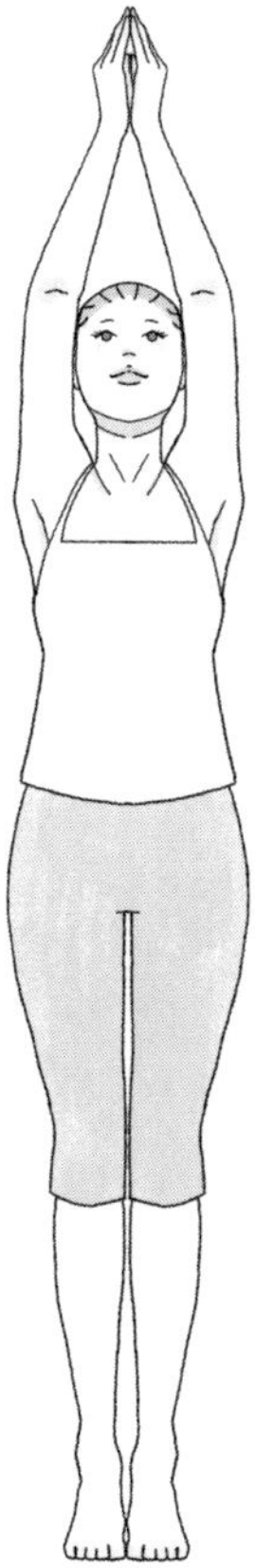

1

両足を閉じて立ち、ゆっくり息を吐きながら、そろえた両手を体軸にそって頭の上に高く差し上げ、背面、体側をストレッチする。ただし、肩に負担を感じる場合、手は上がるところまででOK。

10セット

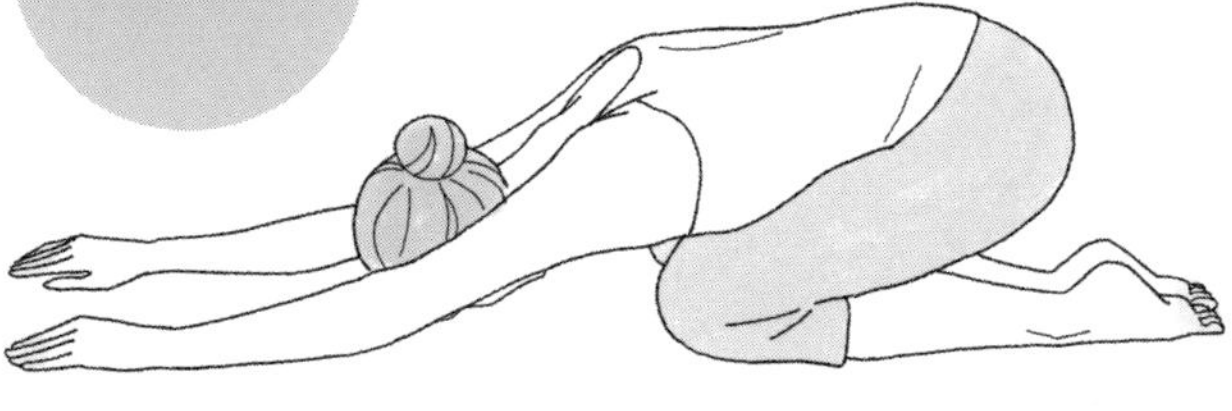

2

正座の姿勢から、手のひらを床につけ、腰を持ち上げて背骨を伸ばす。※腹式呼吸をゆっくりと10回繰り返す。

※深く息を吸いながらお腹をふくらませ、吸いきったら、吸った時の２倍くらいの時間をかけ、息を吐き出す。

三角のポーズ

骨盤まわりの血流をアップさせます。

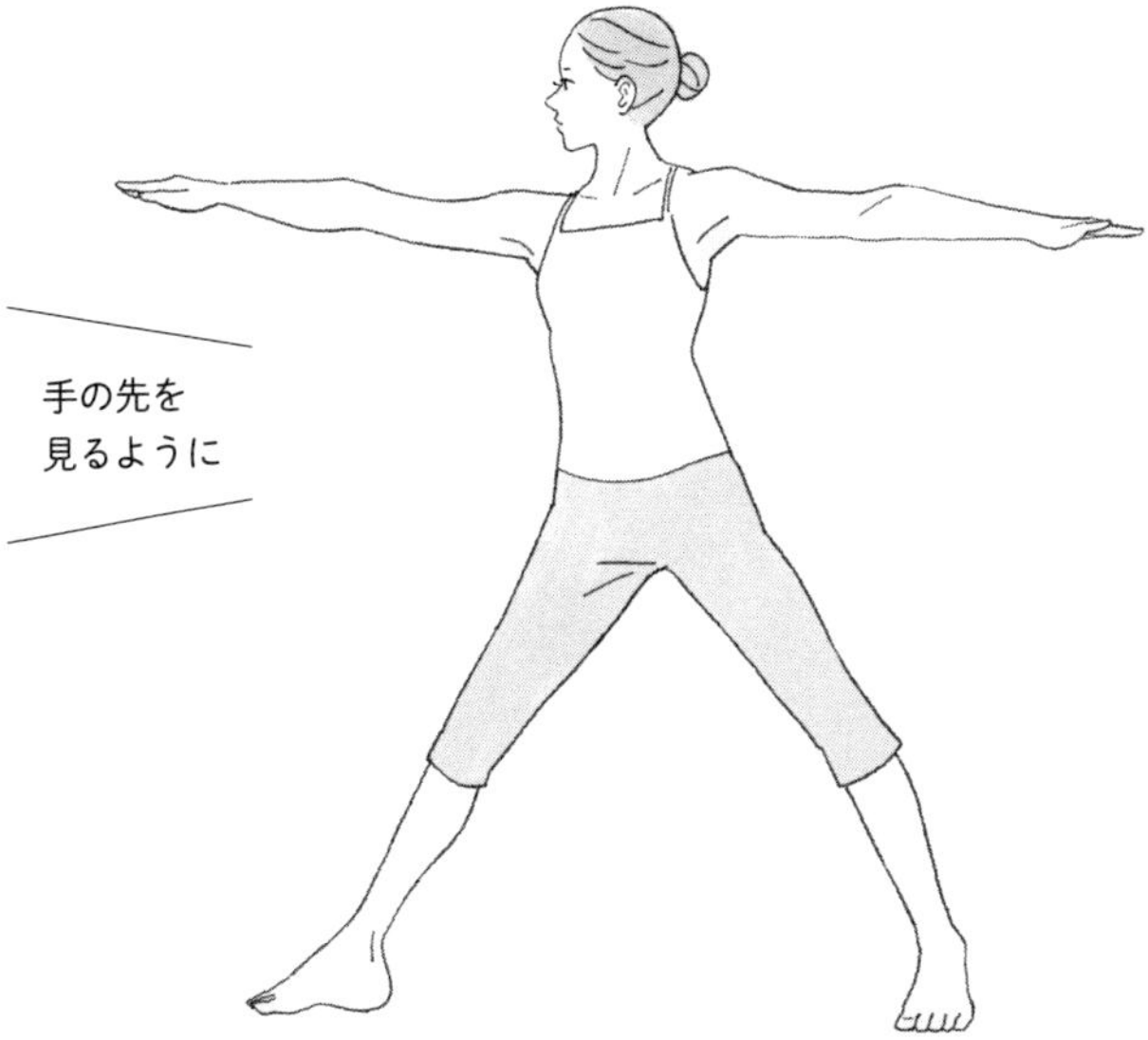

1 足を左右に開いて、背すじをまっすぐ伸ばして立ち、足のつま先を外側に向ける。両腕を左右に開き、右手の先に目線を向ける。

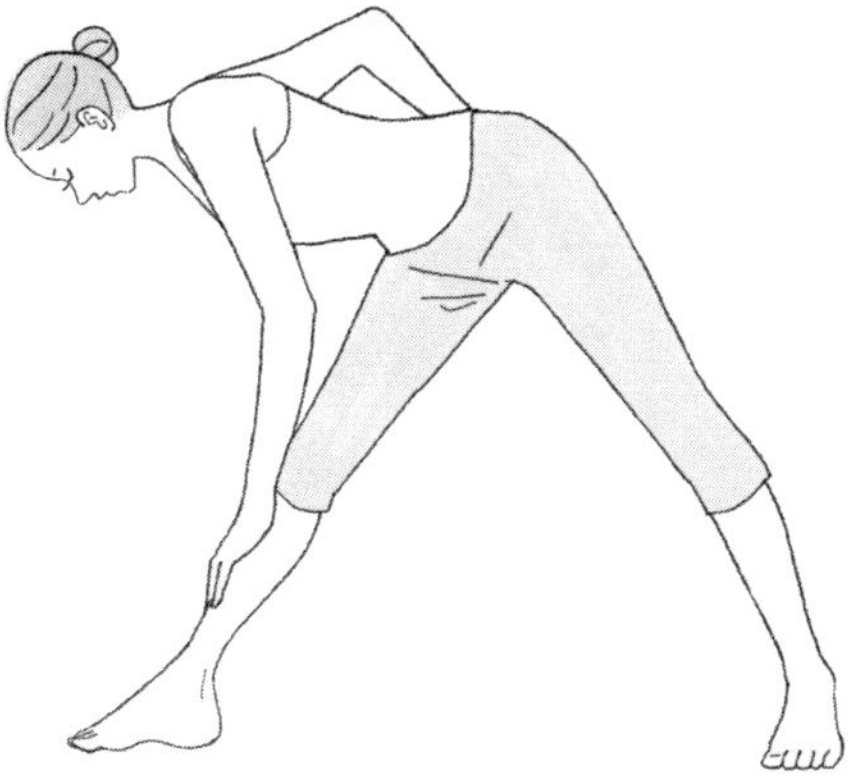

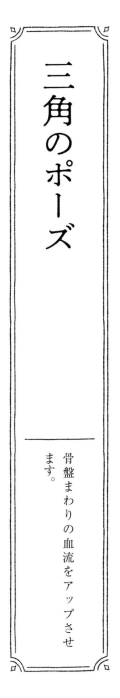

2 息を吐きながら、ゆっくり骨盤を右にねじって下腹をへこませ、左手で右ひざの周辺、無理のないところを持つ。この時、首と肩の力を抜く。

3

上半身を右にねじり、右手を上に伸ばす。目線は右手の先に。そのまま30秒ほど、気持ちよく呼吸しながらキープ。

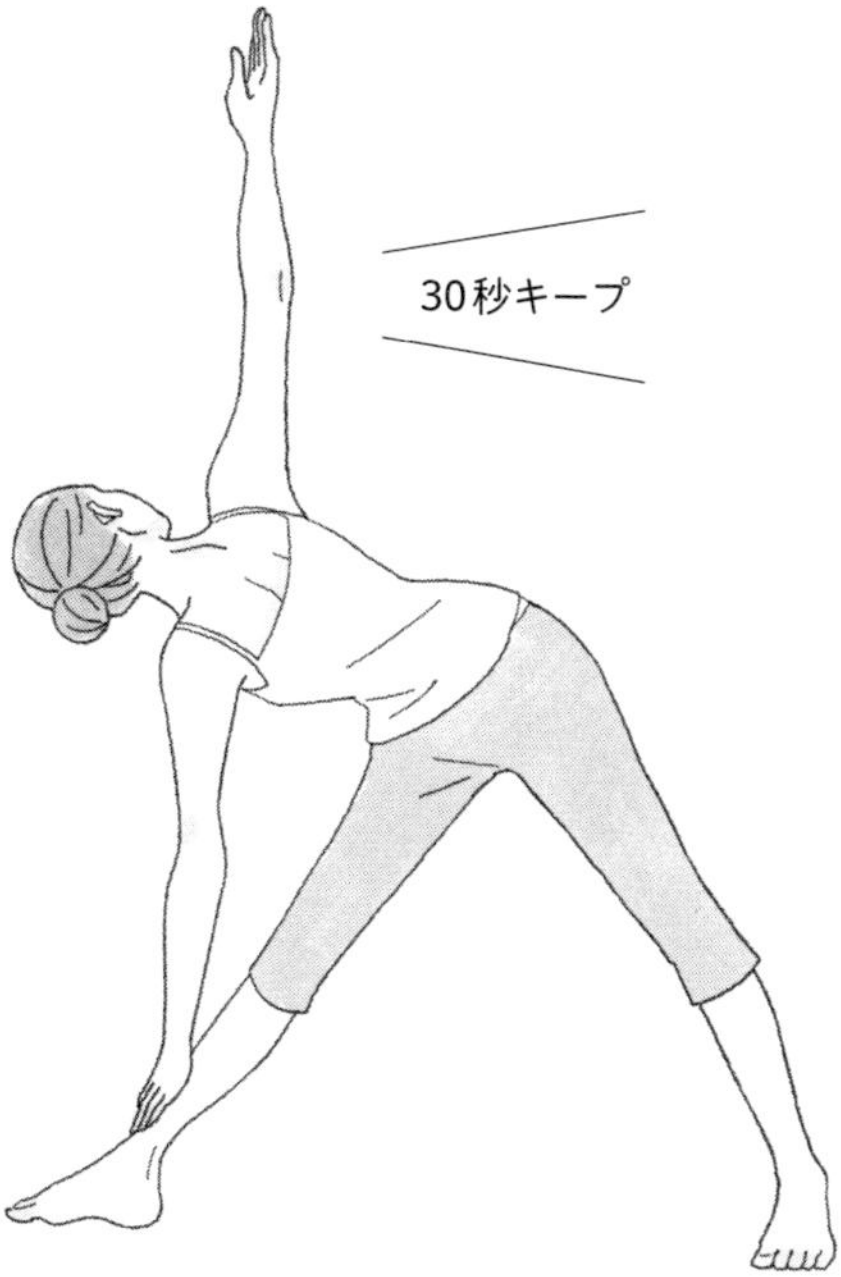

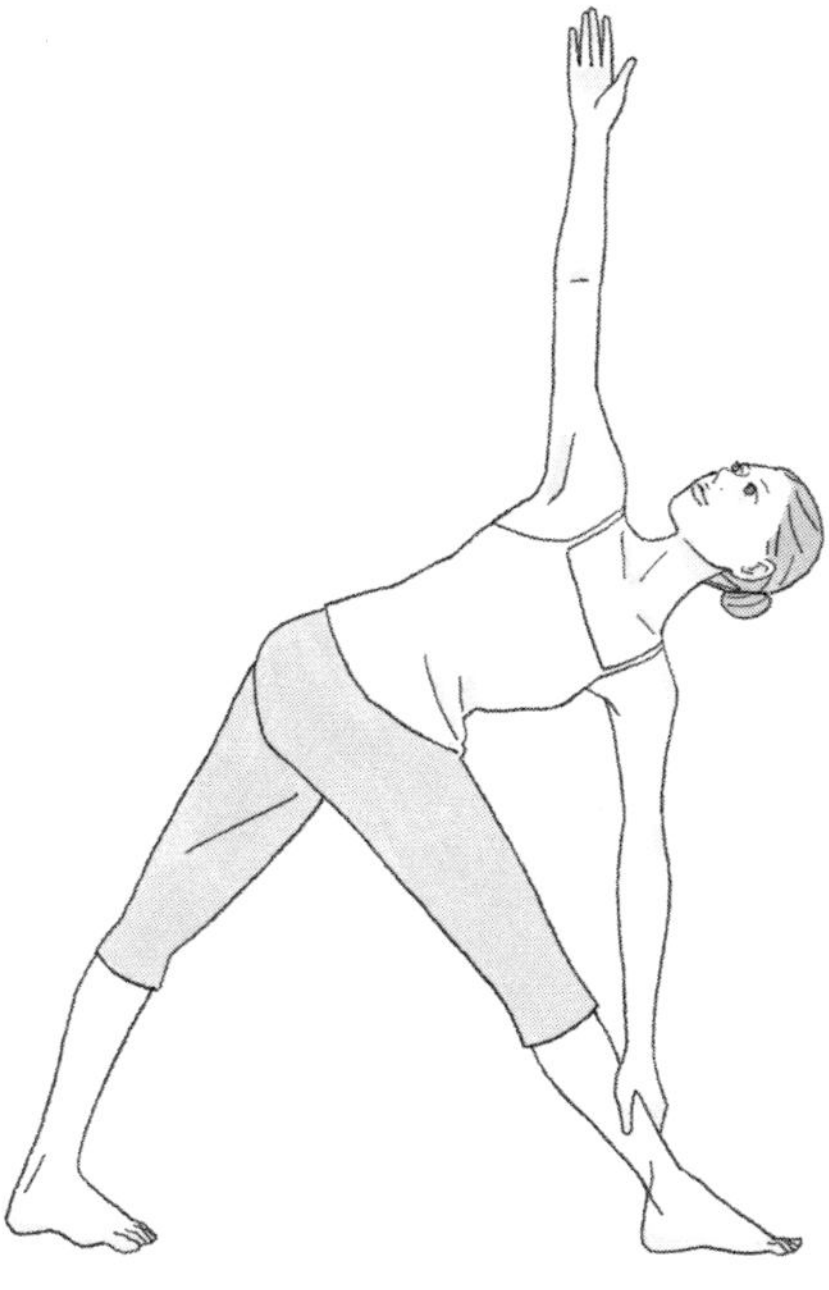

左右各
2~3セット

4

息を吸いながらゆっくり**1**の姿勢に戻り、反対側も同様に行う。左右２～３セット行うと効果的。

ちょこちょこ筋トレのススメ

◆こまめに体を動かす習慣を

日々の用事で忙しく、体を動かす時間を確保するのがむずかしいという方もいらっしゃるでしょう。

そういう方は、毎日の生活の中で「こまめに動く」ことを意識するだけでも、体はかなり変わります。

買い物に行く時は、荷物が重くなりそうでなければ自転車ではなく歩いて行く、時間に余裕がある日は少し遠いスーパーまで足を延ばす、駅ではエスカレーターやエレベーターではなく階段を使う、家の中でも拭き掃除はモップではなくぞうきんがけにしたり。

いずれも筋肉痛を起こすほどのものではありませんが、筋肉は確かに使われていま

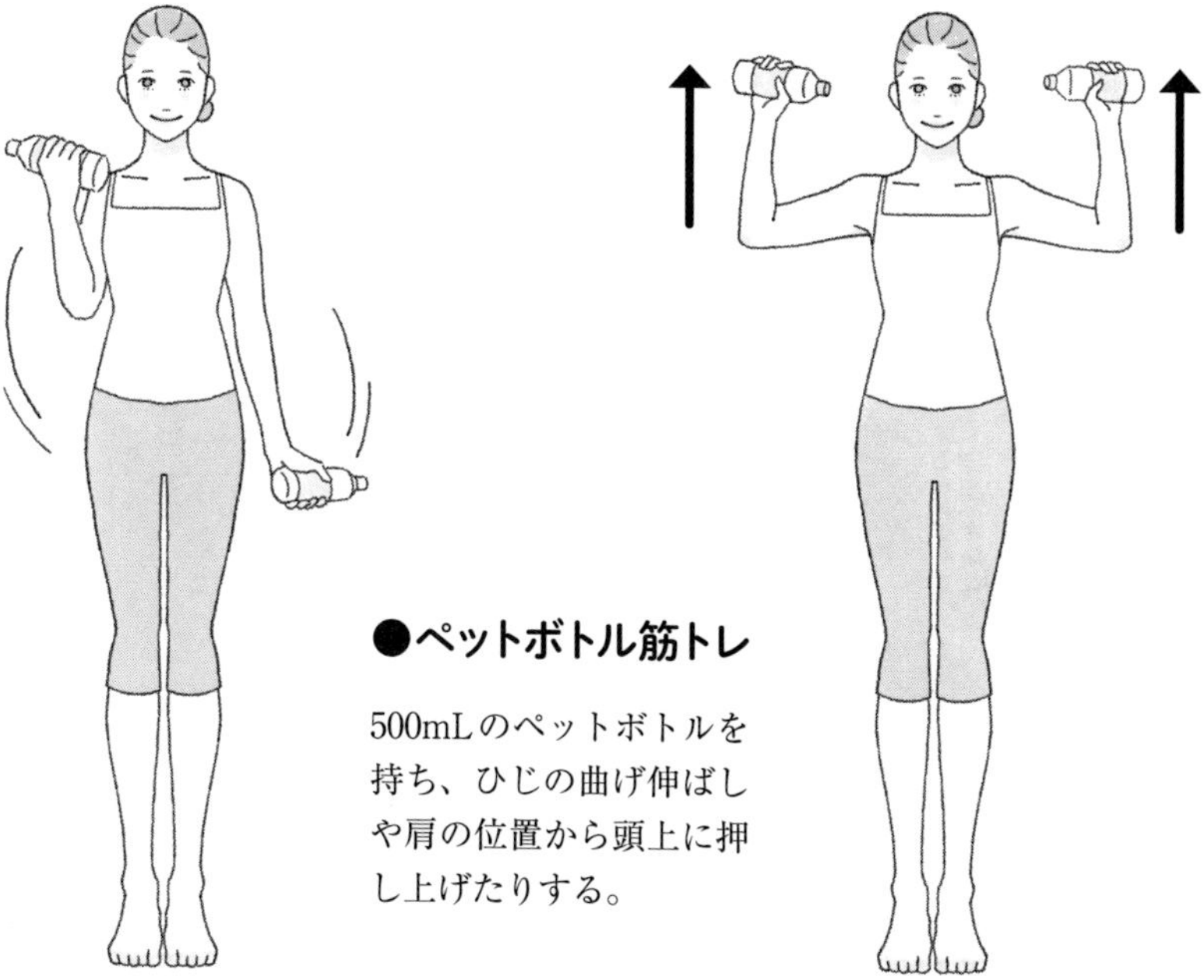

●ペットボトル筋トレ

500mLのペットボトルを持ち、ひじの曲げ伸ばしや肩の位置から頭上に押し上げたりする。

す。いわば、「ちょこちょこ筋トレ」ですね。

これなら、できそうではありませんか？

◆ペットボトル筋トレ

家事や仕事の合間に、気軽にできるエクササイズとして私がおすすめしているのが、５００mLのペットボトルを使った軽い筋トレです。

中身が入っているペットボトルをダンベル代わりに手に持ち、ひじの曲げ伸ばしをしたり、肩の位置から頭上に押し上げたりするだけでも筋肉は刺激され、肩こりの改善になります。座ったままできるので、お昼休みや、すきま時間にやってみてはいかがでしょう。ただし、肩や腕の痛みがある時は無理をせず、できる範囲で行ってください。

column

アンダーヘアのお手入れ&脱毛のこと

今、「VIO脱毛」が流行していますね。「V」は恥骨上部の三角形のゾーン、「I」は陰部の両側、「O」は肛門周辺のフェムゾーンのことです。「性器周辺に毛があると、ムレて雑菌が繁殖する原因になる」「将来、介護される時に清潔を保てる」などの理由からVIO脱毛に注目が集まっているようですが、医学的には、陰毛の有無と、発汗によるムレやかゆみとはあまり関係ありません。

体毛というのは、もともと大切な場所を守るためのもの。陰毛があることで、下着との摩擦など物理的な刺激から性器を守ってくれているのです。ただ、量が多すぎるとフェムゾーンの清潔が保てないので、適度な長さにカットする程度のケアは行ったほうがよいでしょう。

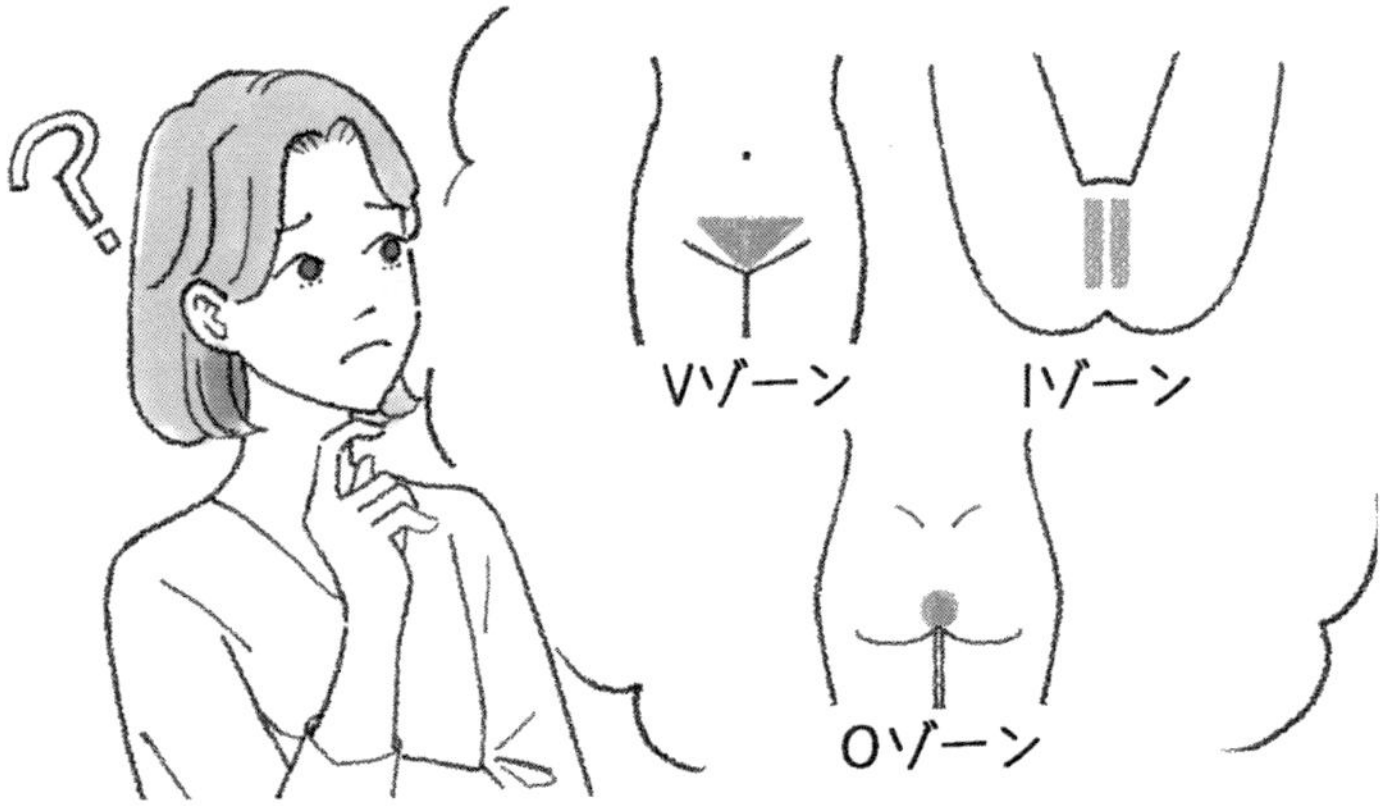

第4章

毎日の小さな習慣で「ちつ養生」

生活習慣編

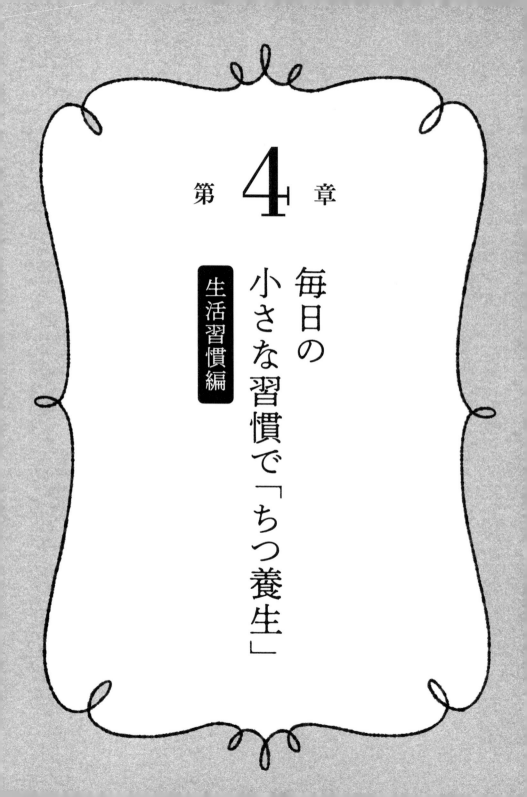

日々の習慣が体を整える

◆「基本的な生活」を心がける

ここからは、「ちつ養生」のために心がけたい生活習慣について、お話ししていきましょう。

「ちつ養生」のための生活習慣といっても、何か特別なこと、むずかしいことをする必要はありません。きちんと食べ、しっかり寝るという、きわめて基本的な生活をすること。そんなこと、当たり前じゃない？　と思われるかもしれません。

そうです。でも、その当たり前のことがなかなかできないのが現代人で、そのために体調を崩したり、腟の劣化・老化を招いたりしてしまうのです。

寝不足が続いたり、食事が不規則だったり無理なダイエットをすると、自律神経が乱れ、女性ホルモンのバランスが崩れてしまいます。

きちんと食べ、しっかり寝るという、人間としてとても基本的なことが、膣の養生には最も重要なのです。

膣の養生にはもう一つ、大切なことがあります。それは、**自律神経を整えること。**そのために必要な生活習慣もご紹介しますのでご安心を。これもまた、基本的なことばかりです。

◆できそうなことから、一つずつ

養生をする上で必要なのは、「自分をいたわる」という気持ちです。この本を手に取ってくださった方はきっと、まじめで、「自分の不調を何とかしたい」と思っていらっしゃることでしょう。

でも、焦りは禁物。養生は「毎日続けること」が肝心で、フェムゾーンの不調を改善しようと一気にあれもこれも頑張りすぎたら、続きません。また、頑張りすぎは女性ホルモンのバランスを乱してしまうので、かえって症状の悪化につながります。「できそうだな」と思うことから一つずつ始めてみてください。そして、まずは1週間、毎日続けてみる。きっと、フェムゾーンによい変化があらわれるはずです。

規則正しい生活をして自律神経を整える

膣の健康を大きく左右する、女性ホルモン。その女性ホルモンと密接につながっているのが自律神経です。

自律神経とは、文字どおり自律的に働く神経のこと。私たちの意思とは関係なく、呼吸や血圧、心拍、体温、消化、代謝、排尿、排便などができるのは、この自律神経の働きのおかげです。

自律神経には「交感神経」と「副交感神経」の2つがあり、それぞれ異なる働きをします。交感神経は活動する時に働く神経、副交感神経は休息やリラックスする時に働く神経で、この2つがバランスを取りながら、体を最適な状態に保っています。

自律神経は全身にくまなく張り巡らされ、その中枢は脳の視床下部にあります。そして、女性ホルモンの分泌量をつかさどっているのは、自律神経と同じ視床下部と、脳下垂体。そのため、何らかの理由で自律神経のバランスが乱れると、女性ホルモンのバランスも乱れてしまいます。つまり、**女性ホルモンを整えるには自律神経を整えることが大切なのです。**

自律神経を整えるホルモンに、セロトニンやメラトニンなどがあります。セロトニンは別名「幸せホルモン」とも呼ばれ、心と体にやすらぎを与えるといわれています。セロトニンは、朝、太陽の光を浴びることで分泌が促され、体と心を目覚めさせます。その後、12〜15時間ほど経つと、今度はメラトニンが分泌されるようになります。メラトニンは、別名「睡眠ホルモン」とも呼ばれ、分泌されると脈拍や体温、血圧などが低下して、脳が眠りにつく準備を始めます。この働きによって、私たちは自然とおだやかな眠りにつくことができるのです。

したがって、**セロトニンやメラトニンがしっかり分泌されるには、「早寝早起き」を基本とする規則正しい生活をすることが大切です。**そうすることで自律神経が整い、女性ホルモンのバランスも整いやすくなります。

規則正しい生活をといわれても、なかなかむずかしいのが本当のところ。でも、ちょっと意識をして、「できる限り」でよいので実践してみてください。必ず、体が変わりますよ。

質のよい睡眠をとる

◆夜12時までには就寝

美容と健康のためには、睡眠が欠かせません。睡眠によって細胞が活性化し、生命力がよみがえるからです。睡眠不足が続くと免疫力が低下し、フェムゾーンのトラブルを招くだけでなく、病気にもかかりやすくなってしまいます。

40代に入って更年期に差しかかる頃から「寝つきが悪くなった」「夜中に目が覚めてしまう」など睡眠の悩みを訴える方が増えてきます。それは、睡眠をつかさどる自律神経も女性ホルモンと同様、年齢とともにバランスが崩れやすくなるからです。

睡眠時間は7〜8時間がよいといわれますが、個人差がありますし、忙しい毎日を過ごしているとそれだけの時間がなかなか確保できないでしょう。量（時間）より質をよくすることが大切です。

睡眠の質を高めるには、決まった時間に寝て、決まった時間に起きること。

免疫力アップや若返りに欠かせない成長ホルモンが分泌されるのは、夜10時から午前2時ぐらいまでといわれていますので、夜12時には就寝するのが理想です。私も、うっかりすると12時を回って1時くらいになってしまうこともありますが、それでも「12時までに布団に入る」という目標を持つだけでも生活リズムが整ってきます。

◆就寝前のスマホやパソコンはNG

質のよい睡眠をとるために、ぜひ心がけていただきたいのが、就寝前にスマホやパソコンなどから離れること。せっかく布団に入っても、SNSをチェックしたり、ゲームをしていたら脳が休まらず、眠るスイッチが入りません。スマホやパソコンなどの画面は、ブルーライトという光を放ち、脳を覚醒《かくせい》させてしまうのです。

ぐっすり眠るには、布団に入ってからの数十分が最も重要だといわれます。寝る直前まで、スマホやパソコンを見るのは、できるだけ避けるようにしましょう。

なお、寝室の照明が明るいままだと、よい睡眠が得られません。「真っ暗だと眠れない」という方も、ほの暗い間接照明などに切り替えてみてください。

入浴で心身ともにリラックス

◆シャワーより、断然お風呂

入浴は、単に体の汚れを落とすだけでなく、健康のためにとても重要です。忙しかったり疲れているとお風呂に入るのが億劫《おっくう》で、ついシャワーだけですませがちですが、そういう時ほど湯船に浸かるようにしましょう。

2、3分でも湯船に浸かると血行がよくなり、生理痛や冷え、むくみ、腰痛なども改善します。さらに、汗をかくことによって毛穴が開き、老廃物や余分な皮脂を洗い流すことができます。

また、ゆったりとお湯に浸かってくつろぐことで自律神経が安定します。38～39度前後のぬるめのお湯に20～30分程度浸かると副交感神経が高まるので、リラックスすることができるのです。お湯に浸かりながら、第3章でご紹介したマッサージやツボ押しをするのもおすすめです。

◆半身浴や腰湯も効果的

なかなか疲れが抜けない時は、半身浴を試してみてください。**湯船にぬるめのお湯をみぞおちの高さまで張って、20分以上。肩を冷やさないようタオルなどをかけるとよいでしょう。**体の芯からじんわり温まり、じっくりと汗をかくことで老廃物が排出され、疲れが取れます。お湯に、好きな香りのエッセンシャルオイル※や海塩を入れると、リラックス効果が高まります。

生理痛がひどい時や冷房で腰が冷えた時は、腰湯がおすすめ。41～42度の熱めのお湯をおへその高さくらいまで張り、上半身を冷やさないようバスタオルなどをかけて、10分以上浸かってください。腰湯は、頭痛や便秘の改善にも役立ちます。

手足が冷える時は、足湯や手湯を。腰湯と同様、41～42度の熱めのお湯を洗面器などに張り、足湯の場合はくるぶしの上まで、手湯の場合は手首の上まで10～20分浸します。だんだんお湯がぬるくなるので、そばにポットを置いて、差し湯をしましょう。足湯は冷えやむくみ、不眠に、手湯はイライラや目の疲れにも有効です。

※キャリアオイル（植物油）や乳化剤などで薄めてからご使用ください。

腸内環境を整える

◇免疫細胞の7割が腸にある

膣内環境をよくするには、腸内環境を整えることが重要です。免疫細胞の7割が腸にあるといわれ、**腸内環境が悪いとさまざまな病気や老化の原因につながり、膣の環境も悪化してしまいます。**

腸内環境は、自律神経にも大きく関わっています。

「脳腸相関《のうちょうそうかん》」という言葉を聞いたことがありますか？　腸と脳は自律神経を介してつながっていて、腸内環境が悪くなると自律神経のバランスが乱れ、自律神経のバランスが乱れると腸内環境も乱れることがわかっています。

さらに、**腸と膣は壁一枚で隔てられているだけで、隣り合っており、お互いに大きく影響し合っています。その意味でも、腸内環境を整えることは重要です。**

◆乳酸菌パワーを高めよう

腸内環境を整えるには、善玉菌である乳酸菌が欠かせません。乳酸菌は、大きく植物性乳酸菌と動物性乳酸菌とに分けることができます。

植物性乳酸菌は、味噌や醤油《しょうゆ》、納豆や漬物、日本酒など、日本人が昔から親しんできた保存食や発酵食品に多く含まれています。動物性乳酸菌は、チーズやヨーグルトなど、乳製品に多く存在します。

乳酸菌は体内に入っても、そのほとんどが胃酸によって壊されてしまうため、絶えず摂り続ける必要があります。毎日の食事の中に、これらの食品を積極的に取り入れましょう。

また、乳酸菌のエサとなるオリゴ糖や食物繊維を一緒に摂るようにしましょう。オリゴ糖は、蜂蜜《はちみつ》やバナナ、きな粉などに多く含まれます。これらをヨーグルトに混ぜて食べると、乳酸菌がよりパワーアップします。

食物繊維を多く含むのは、ごぼうやにんじんなどの根菜類、いも類、きのこ類。これらは便秘改善につながるので、毎日の食事の中で努めて摂るようにしてください。

〝温活〟しよう

◆冷えは万病のもと

「冷えは万病のもと」といわれますが、若々しい膣をキープするためにも体を冷やさないこと。とくにフェムゾーンが冷えると、月経痛や月経不順を引き起こします。

さらに、冷えは女性ホルモンのバランスを崩し、自律神経の乱れや免疫力の低下にもつながるので、注意が必要です。

体を冷やさないようにするために、まずは暖かい服装を心がけることが大切です。

とくに気をつけたいのは、首、手首、足首。いずれも皮膚に近いところに太い血管が通っているので、冷やすと、体全体が冷えてしまうのです。首にはスカーフやマフラーなどを巻いて、冷やさないようにしましょう。手首や足首も、手首ウォーマーや足首ウォーマーなどでカバーすると、洋服1枚分暖かさがアップします。

薄着になる夏も、これらのグッズを活用してエアコンから体を守ってください。**さらに大切なのが、お腹です。**私は1年中、腹巻きをしています。夜は大きくて厚手の腹巻きを、日中は洋服に響かない薄手のタイプを愛用しています。

お腹を温めると全身が温まり、血行がよくなりますし、フェムゾーンも集中的に温められるので、「ちつ養生」に腹巻きは欠かせません。今は、色や柄がかわいい腹巻きがたくさんあるので、ぜひ試してみてください。一度、腹巻きをつけると、その快適さに驚きますよ。腰痛、肩や首のこり、便秘、頭痛の改善にもつながります。

◆冷たいものはNG。ポカポカ食材を摂る

夏でも、冷たい飲みものはおすすめできません。水を飲む場合も常温で。私は1年中、マイボトルに温かいお茶を入れています。

そして、温かい食べものを摂るようにしましょう。私は、夏でも鍋をいただきます。体が芯から温まりますし、何より調理の手間がかからないのがいいのです。体を温める働きのある唐辛子やにんにく、しょうがなどを薬味にして、楽しんでいます。

リラクゼーション・ストレス解消

◆お茶でリラックス

お茶は古代から世界じゅうで飲まれてきたもので、リラックス効果や利尿作用、抗酸化作用など、心と体によい作用をもたらします。

緑茶（煎茶）には、ストレスをやわらげるビタミンCが豊富。香り成分「青葉アルデヒド」には気分をおだやかにする効果があり、イライラする時におすすめです。また、殺菌効果があり、新型コロナウイルス感染症の流行が拡大した際に注目が集まりました。ただし、カフェインによる興奮作用もあるので、夕方以降は避けましょう。

その点、ほうじ茶はカフェインやタンニンが少ないので、夜に飲んでもOK。香ばしい香りにリラックス効果があり、胃腸が弱い方にもおすすめです。

私はほうじ茶が好きで、毎日、やかんで煮出してたくさん作り、夏でも温かいままマイボトルに入れて持ち歩いています。

海外では、健康のためにハーブティーを飲んでいる人も少なくありません。なかでも、ミントティーはさわやかな香りが気分を落ち着かせてくれ、食欲不振や胃もたれの解消にも効果的です。また、カモミールティーは、リラックスさせる香りで心地よい眠りに誘います。ホルモンバランスを整え、消化促進の効果も期待できます。

◆香りでリフレッシュ&リラックス

心地よい香りは、脳の緊張をやわらげ、ホルモンバランスや自律神経を整えて、免疫力も高めてくれます。好きな香りのエッセンシャルオイルを何種類か常備して、気分や症状に応じて使い分けるとよいでしょう。

アロマオイルを使ってマッサージをしたり、ポットで焚《た》いて部屋に香らせたり、キャリアオイル（植物油）などで薄めてバスタブにたらしたり、枕元に香りを含ませたハンカチやサシェ（香り袋）を置いたりと、さまざまな使い方ができます。

お香やアロマキャンドルもいいですね。煙や炎のゆらぎにも癒し効果があるといわれ、香りとともに心にやさしく働きかけ、心を落ち着かせてくれます。

◆適度なお酒は◯

お酒を飲むと血流がよくなり、リラックス効果も得られます。無理に飲む必要はありませんが、お酒が好きな方は適量の範囲内なら飲んでもよいのではというのが、私の考えです。しかし、男性にくらべて女性は肝臓が小さい分、アルコールの許容量は少なくなります。

1日の適度な飲酒量は、日本酒なら1合、ビールなら中瓶（500㎖）1本、ワインならグラス1~2杯、ハイボールならグラス1杯が目安です。

そして、週に一度はお酒を飲まない「休肝日」を設けましょう。

私もお酒は好きで、いつも食事と一緒にいただいています。お酒があると食事もおいしくなるので、お酒の苦手な方も、食欲がわかない時には、ほんの一口いただくと食が進むかもしれません。食前酒として、梅酒などもよいですね。

ただし、寝酒は禁物です。お酒を飲むと眠くなりますが、それは一時的なもの。夜中に何度も目が覚めるなど、かえって睡眠の質を悪くしてしまうのです。お酒は、食事と一緒に楽しみましょう。

◆タバコは膣の劣化・老化を加速させる

女性の体にとってタバコは健康上のリスクがとても高く、子宮頸がんや乳がんリスクが上がることは明らかにされています。

タバコを吸ってニコチンが体内に入ると、血管が収縮します。すると卵巣の血流も悪くなります。卵巣は、大動脈から直接血液をもらっているので、血流が悪くなると大きくダメージを受けるのです。それによって女性ホルモンの減少に加え、乳酸菌パワーも落ちるので、膣の劣化・老化を加速させてしまいます。実際、タバコを吸っている方のおりもののにおいはきつくなります。

また、タバコは、粘膜を守る働きをするビタミンCを破壊するので、粘膜が荒れやすくなります。これも、膣の劣化・老化に直結します。たとえ低タールであっても電子タバコであっても同じです。

膣の、そして全身の健康のためにも禁煙はマストです。タバコの依存性はアルコールより強く、長年の喫煙習慣を自力でやめるのはむずかしいかもしれません。しかし、タバコは女性にとっても男性にとっても、よいことが一つもないのです。

「ちつ養生」に必要な成分を食事から摂る

できるだけ質のよい食材を選び、栄養が偏らないバランスのとれた食事を心がけましょう。ファストフードやコンビニ食は栄養が偏りやすく、塩分や糖質量、添加物も多めなので、できる限り自炊を。質のよい調味料（塩や醤油、味噌など）を使えば、食材を蒸すだけ、焼くだけといった手抜き調理でも、おいしくできますよ。

◆大豆イソフラボンと「オメガ3脂肪酸」

「ちつ養生」のために、積極的に摂っていただきたいのは、大豆製品。大豆に含まれるイソフラボンという成分には、体の中でエストロゲンに似た働きをするといわれています。豆腐や味噌、納豆、きな粉など、毎日の献立に取り入れましょう。

ほかに、**ぜひ摂っていただきたいのが、「オメガ3脂肪酸」。**健康な体を維持していく上で欠かせない成分の一つに「必須脂肪酸」がありますが、なかでも「オメガ3」

はとても良質な脂肪酸です。

オメガ3脂肪酸とは、マグロやアジ、サンマなど青魚に多く含まれるＤＨＡ（ドコサヘキサエン酸）、ＥＰＡ（エイコサペンタエン酸）、エゴマ油やアマニ油などに含まれるα-リノレン酸のこと。新陳代謝を促し、生活習慣病の予防やアレルギー症状の緩和など、さまざまな効果が期待できます。オメガ3脂肪酸は熱に弱いので、青魚はお刺し身で、エゴマ油は料理にかけて使うとよいでしょう。

◆デトックスも大切

40代以降は、若い頃にくらべて代謝が落ちるため、悪いものが体内に蓄積されやすくなります。とくに添加物や化学物質が蓄積すると免疫力が落ち、老化を早める原因にもなりかねません。とはいえ今の時代、添加物ゼロの食べものを探すのはむずかしいですよね。そこで大切なのが、デトックスです。

デトックスの方法としては、同じメーカーの商品や、同じスーパーで買ったものばかり食べ続けないなど、いろいろな種類のものをミックスして食べること。よいものも悪いものも食べることで、プラマイゼロにできるというわけです。

column

サプリメントとのつき合い方

栄養バランスのよい食事を心がけてはいても、忙しくて簡単な食事ですませることもあるでしょう。心配な方はサプリメントを試してみても、よいかもしれません。

「ちつ養生」をサポートしてくれるものとしておすすめなのは、ビタミンDや亜鉛、大豆イソフラボンの一種であるエクオール、乳酸菌などです。服用してみて「体調がいいな」と感じたら、続けてみてもよいでしょう。私自身、気に入ったサプリメントをいくつか摂っています。

ただし、サプリメントは医薬品とは違い、あくまでも栄養補助食品なので、自己責任での服用となります。しばらく飲み続けても効果が感じられなかったり、副作用が出た場合はただちに服用をやめてくださいね。

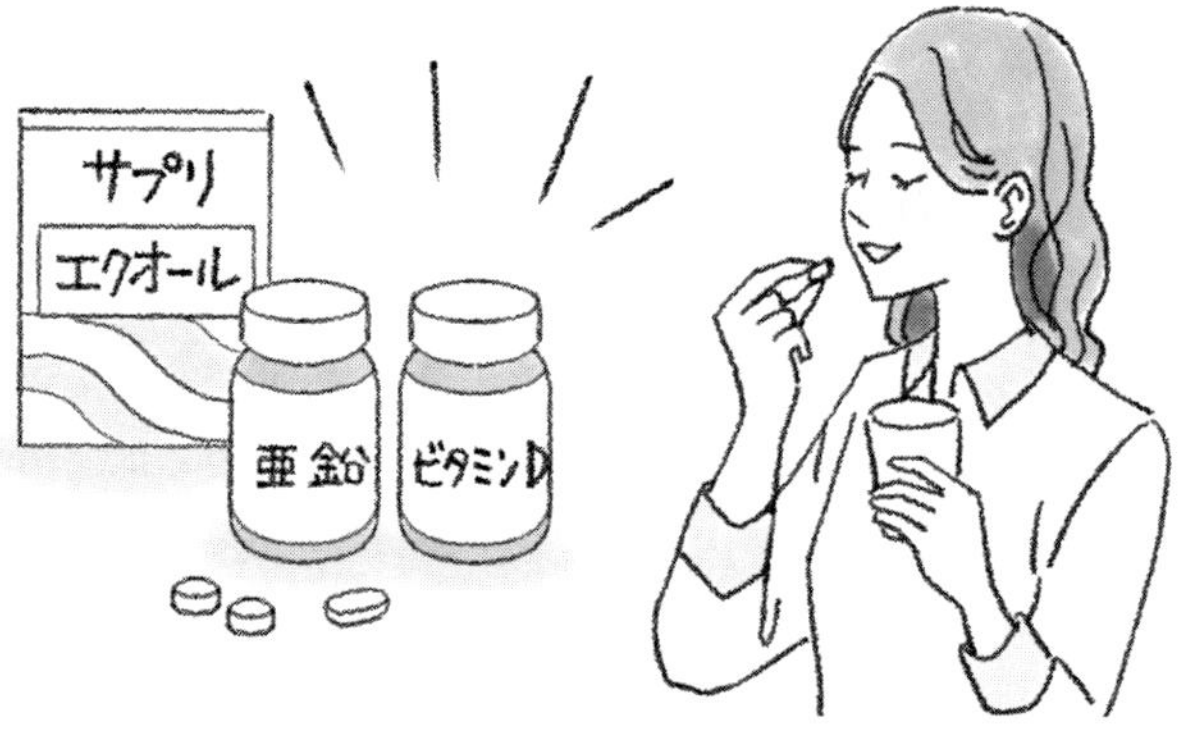

第5章

婦人科と上手につき合う

婦人科、女性外来を活用しよう

◆婦人科医は女性の味方です

欧米では、10代から体や性についての悩みを医師や看護師に相談できる「ユースクリニック」がありますが、どちらかというと性がタブー視されてきた日本なので、ようやく近年、少しずつ開設されている状況です。

そのため、大人になってフェムゾーンに不快な症状があっても、誰にも相談できずに自分ひとりで我慢してしまうのでしょう。

女性の体を診る場所として、昔から産婦人科はありますが、それも婦人科検診、妊娠がわかった時に初めて訪れるという人が多いと思います。そして40代以降は、「今さら産婦人科なんて」と思う方もいるかもしれません。

でも、近年は「婦人科」や「女性外来」という、女性の一生を通じて心と体をサポートする医療機関が増えています。女性の婦人科専門医も増えました。以前にくらべて、フェムゾーンや更年期の症状に悩む女性が診療を受けやすい環境が整ってきています。少しでも不調や不安を感じたら、婦人科や女性外来を訪ねて、どんどん活用してください。

実は、**婦人科医の守備範囲は広く、胃腸や血圧など内科的なことから顔を含む皮膚のことや外科的治療、メンタル面も相談できます。**膣やフェムゾーン以外の不調にも、婦人科や女性外来の受診をおすすめします。

◆症状を書いたメモを持参して

婦人科や女性外来を上手に活用するコツは、不調が始まった時期や、どんな症状で、どのようにつらいのか、などをあらかじめ書いてまとめておくこと。とくに初対面の医師の前では「緊張して、症状をうまく伝えられないまま家に帰ってきた」という声をよく耳にします。

メモ程度、箇条書きでもOKです。受診時に、まずそのメモを医師に見せるだけでも診察はスムーズに進み、適切な診断、的確な治療を受けられるはずです。

フェムゾーンの治療について

薬は医師が処方したものを

最近、フェムケア専用クリームなどのテレビCMが流れるようになりました。でも、自己判断で市販薬に頼りすぎるのは注意が必要です。

たとえば、フェムゾーンのかゆみを抑える市販薬。炎症を抑えてくれるので、一時的にはかゆみが治まります。ただ、膣の乾燥が激しいと、その薬を使い続けることで赤く腫れたり、難治性の外陰膣《がいいんちつ》萎《い》縮症《しゅくしょう》になることがあるのです。

薬は、病院やクリニックを受診して、医師に処方してもらいましょう。

GSMの治療技術は進んでいる

フェムゾーンのトラブル、GSMの治療技術は近年進化を遂げ、高い効果が得られるようになりました。

それでも、日本はまだ海外にくらべると遅れていることは否めません。

膣まわりの不快症状（主に外陰膣萎縮症）には、まずは女性ホルモン（エストリール膣錠）の投与やホルモン補充療法（ＨＲＴ）が行われます。

ＨＲＴに不安がある方や、その効果を感じられない方、乳がんや血栓症《けっせんしょう》にかかったことがありＨＲＴができない方には、最新治療の「膣・外陰部レーザー治療」が高い効果が得られます。

膣まわりの乾燥にはフェムゾーン専用の保湿ジェルやオイル、性交時の痛みを軽減するためには潤滑剤が多く用いられます。

ちなみに、潤滑剤は市販で買うことができ、副作用の心配もありません。

今後は、より安価で使いやすいフェムケアグッズや、自宅でも使えるフェムテック製品も数多く登場してくるでしょう。

ホルモン補充療法

エストロゲンの急激な減少によって引き起こされる、さまざまな症状の治療の中心となるのが、エストロゲンを補う「ホルモン補充療法（ＨＲＴ）」です。

ＨＲＴを暖房器具にたとえるなら、ガスファンヒーターや石油ストーブ。高い機動力によって、激減したエストロゲンの下支えをして症状を緩和します。更年期に起きる症状全般に即効性があり、早ければ数日～1週間程度で効果があらわれます。

また、更年期以降にリスクが高まる骨粗鬆症や動脈硬化、アルツハイマー型認知症などの予防効果も期待できます。私自身、54歳で閉経した後にＨＲＴを始めましたが、それまで悩まされていたひざや手の関節痛などの症状が、ずいぶん楽になりました。

子宮摘出をしていない限り、エストロゲンを単体で使用すると子宮体がんのリスクが上がる可能性があるため、黄体ホルモンを併用します。

ＨＲＴのリスクとして最も懸念されるのは「乳がんリスク」でしょう。以前は5年以上継続すると乳がんリスクが少し上がるとされていました。ＨＲＴの中でも黄体ホルモンがその要因とされ、近年、乳がんリスクを上げない天然型黄体ホルモンの登場により、HRTを行っていない人とリスクは変わらなくなりました。

また、「血栓症リスク」も問題でしたが、エストロゲンの種類を内服薬でなく経皮剤（パッチやジェル）に変えることで、リスクを下げられることも明らかになりました。

一方で、HRTを受けられない方もいます。乳がん経験者、血栓症や塞栓症《そくせんしょう》になったことがある人、肝臓に病気のある人です。なお、糖尿病、高血圧、子宮がん、卵巣がんの手術を受けた方は、医師と相談しましょう。

HRTには、貼り薬、塗り薬、のみ薬などがあり、費用は保険適用なら1か月1000～3000円程度です。

HRTを始めるのなら、なるべく早いうちがよいとされます。60歳以上、閉経後10年以上経っている方は医師に相談してください。継続期間に制限はなく、その人の症状や健康状態、生活環境などを踏まえた上で個々に判断されることが多いです。

HRTを受けたいと思ったら、まずは婦人科でHRTを受けられるかどうか、検査を受けましょう。検査の費用も保険適用の場合が多いですが、医療機関によっては相談料などを別途設定しているところもあるので、事前に確認してください。

腟・外陰部レーザー治療

顔や首の皮膚の再生を促す美容医療に用いられる炭酸ガスフラクショナルレーザーを、腟や外陰部に応用した施術です。

ヒートショックプロテインと呼ばれる、過性の反応から、腟粘膜が活性化するほか、腟内環境も整います。特に乾燥やかゆみ、ゆるみなどに即効性があります。

私のクリニックでは、エストロゲン減少によって起こる腟萎縮を改善する、腟・外陰部の最新レーザー再生術「モナリザタッチ®」を導入しています。

「モナリザタッチ®」は、腟の乾燥やにおい、かゆみが気になる方、性交痛や排尿障害・尿もれを改善したい方、腟萎縮があってもホルモン療法を受けられない方、外陰部のシワやたるみが気になる方など、腟やフェムゾーンの若返りに有効です。

施術時間は、腟内のレーザー照射に約1分、外陰部のレーザー照射に約3~5分。費用は1回3万円程度（実費）です。即効性がありますが、1~1・5か月おきに2~3回継続して行うと、8~10か月くらい効果が持続されます。メンテナンスとして半年~1年おきに定期的にレーザー治療を受けられる患者さんも増えています。

エクオール

第4章のコラムでも少し触れましたが、豆腐などの大豆食品を食べると、腸内で大豆イソフラボンの一種が腸内細菌によって「エクオール」という物質に変化します。

エクオールは、エストロゲンの受容体の一つである「ERβ」と結合することで、エストロゲンと同様の作用を示すことがわかっています。

もう一つのエストロゲン受容体で、子宮や乳腺、卵巣、副腎などを中心に分布している「ERα」とエクオールは結合しないので、乳がんを引き起こすリスクを抑えられるという研究もあります。子宮摘出などをしていない人にエストロゲン単体を投与した場合にリスクが高まる、子宮体がんの発症も予防できます。

エクオールの効きめを暖房器具にたとえるなら、床暖房でしょうか。効いているのかどうかわからないけれど、じわじわと全身の不調を改善する効果が期待できます。

フェムゾーンの不快症状のほか、骨粗鬆症や動脈硬化、肌質の改善など幅広いアンチエイジング効果も多く研究で示されていて、とくに手指のこわばりの予防・解消効果が高いようです。ただし、大豆アレルギーがある方は使用できません。

漢方

冷えに悩んでいる方や、更年期の症状の中でもとくに精神的な症状に悩んでいる方に向いているのが、漢方です。

漢方を暖房器具にたとえるなら、電気ストーブのようなものでしょうか。電気ストーブがじんわりやさしく体を温めてくれるように、漢方は体全体の調子をゆっくり整えてくれて、ゆらぎ期のさまざまな不快症状をやわらげる効果が期待できます。

とくに更年期の症状の治療に多く用いられるのが、三大漢方婦人薬と呼ばれている「加味逍遙散《かみしょうようさん》」「桂枝茯苓丸《けいしぶくりょうがん》」「当帰芍薬散《とうきしゃくやくさん》」。いずれも多くの婦人科、女性外来などで処方されていて、乳がんの治療中・治療後の方にも服用可能です。また、HRTと漢方を併用することも可能。医師が処方した漢方薬には健康保険が適用されます。

漢方の強みは、イライラや抑うつ、倦怠感や不安などといった精神や神経症状にも有効なこと。月経不順や冷え、しびれなどにも効果が期待できます。比較的副作用は少なく安心して服用できますが、下痢や湿疹などのアレルギーが出ることも。市販薬を自己判断で服用せず、医師と相談して自分に合ったものを選びましょう。

「ちつ養生」によく用いられる三大漢方婦人薬

体力が普通以下で 神経質な人に **加味逍遙散**	全身の気を巡らせて上半身の熱を冷ます。月経不順、発汗、肩こり、冷え、イライラ、不安や緊張、不眠、疲れやすさを改善。
がっちりタイプで 体力がある人に **桂枝茯苓丸**	月経不順、月経痛、月経時の出血量が多い時に服用する薬。頭痛、腰痛、肩こり、めまい、のぼせ、足の冷え、髪の量の減少などの解消に効果的。
やせ型で 体力があまりない人に **当帰芍薬散**	月経不順や月経痛があり、冷え、貧血がある時に。月経時の頭痛、肩こり、腹痛、めまい、立ちくらみ、耳鳴り、貧血、疲れやすさなどを改善する。

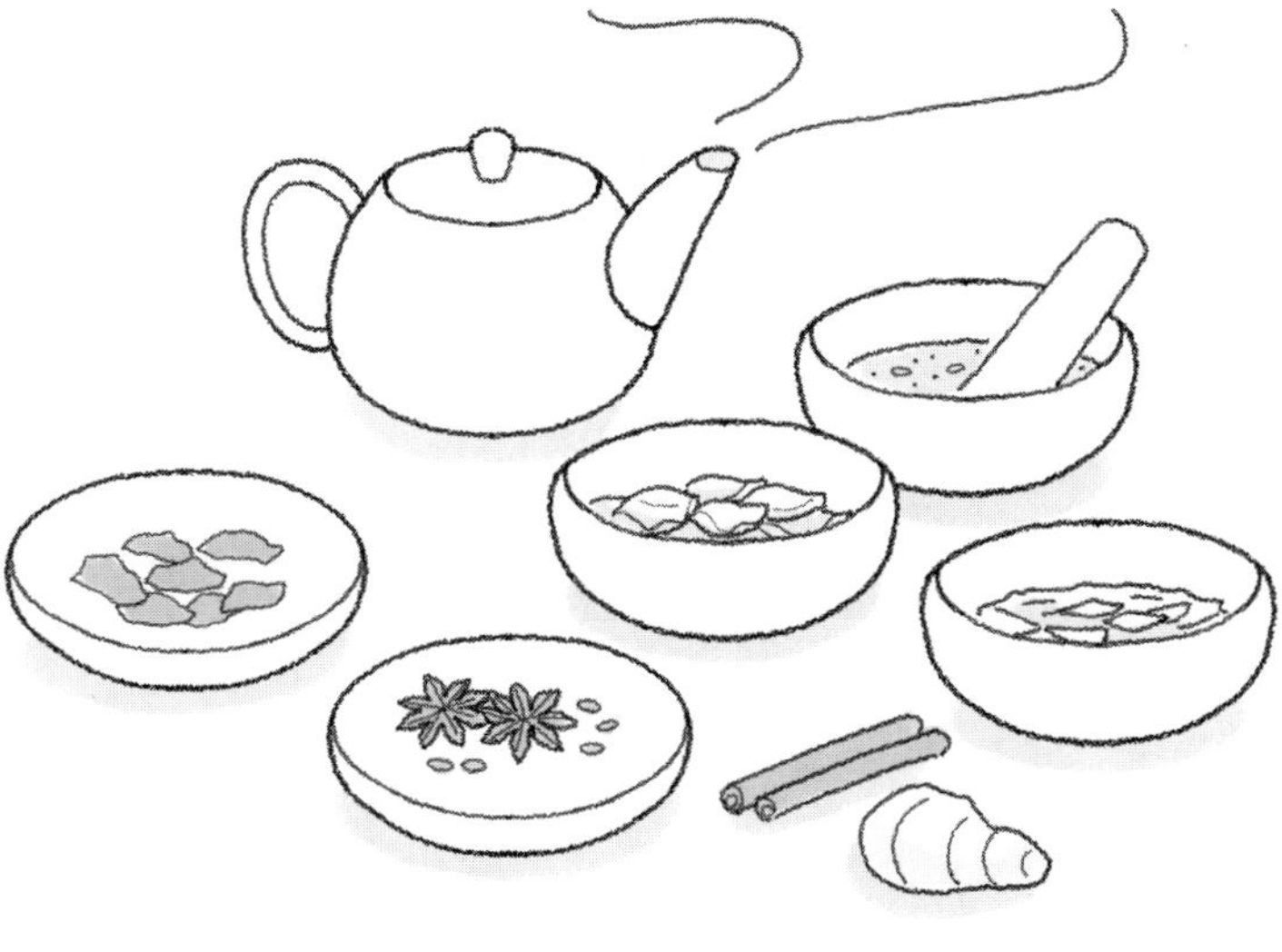

更年期以降に注意したい病気

更年期は、体が変わりやすい時期です。免疫力が低下して、体に不調が出やすくなり、それまで見られなかったアレルギーを発症することもあります。不調の陰には、命に関わるような大きな病気が隠れている場合もあります。更年期の症状との区別がむずかしい病気もあるので、年に一度は婦人科検診を受けるようにしましょう。もし病気が見つかっても、早期発見・早期治療につながります。ほかの病院を紹介してもらったり、検診の仕方を教えてもらうなど、婦人科を活用してください。

今は、2人に1人ががんになり、3人に1人ががんで亡くなるといわれている時代。女性の大腸がん、乳がんも増えていますが、がんは早期発見が大切な病気です。「一病息災」。不調や病気をきっかけに体を見つめ直し、より健康な体を手に入れたら、更年期以降、いわゆる老年期も元気に過ごすことができるでしょう。

更年期以降に増える病気

- 高血圧
- 脂質異常症
- 悪性腫瘍
- 心筋梗塞
- 脳卒中
- 糖尿病
- 骨粗鬆症
- 子宮頸がん
- 卵巣がん
- 子宮体がん
- その他のすべてのがん

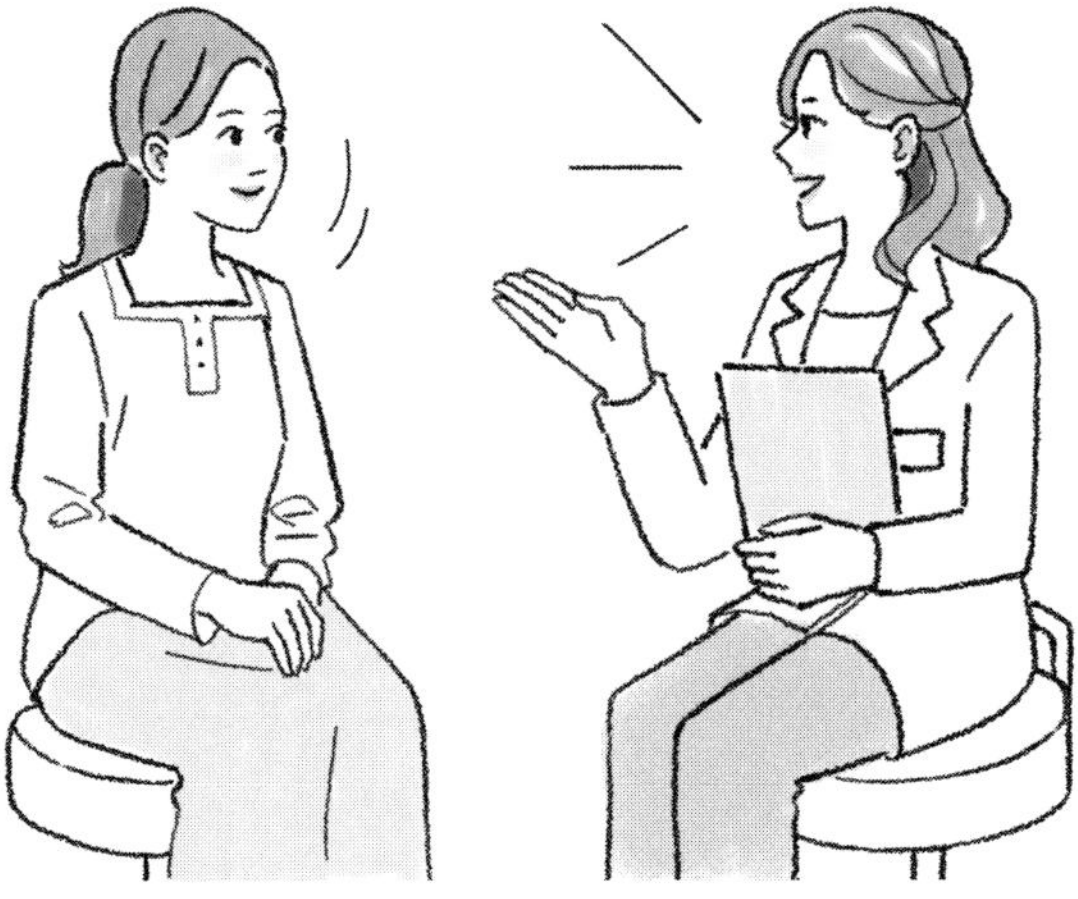

◆子宮頸がん

20～30代の女性に急増していますが、更年期以降も増えていく病気です。検診とワクチンで予防できる、唯一見落としのないがんともいわれています。

子宮頸がんの原因は、多くがＨＰＶ（ヒトパピローマウイルス）の持続感染といわれ、セックスでほとんどの女性が一度は感染する「ありふれた感染による稀な合併症」が子宮頸がんです。感染しても、子宮頸がんになるリスクは１０００分の１程度ですが、不規則な生活や喫煙などでリスクが上がります。

現在、厚生労働省に承認されている子宮頸がん予防ワクチンは初交前の若い女性に特に効果が高く、セックスの経験があっても、ある程度効果があると考えられています。更年期以降の方は、検診を受けるようにしましょう。今後は細胞診とＨＰＶ検査との併用でより精度が上がり、検診間隔も長くなるといわれています。

◆卵巣がん

卵巣がんは、別名「サイレントキャンサー」といわれ、見つかりにくいがんです。

卵巣がんの検診は、一般的な自治体の検診には含まれていないので、年1回の子宮頸がん検診の際に卵巣の超音波検査もしてもらうとよいと思います。

月経不順や不妊治療で排卵誘発剤の投与を受けていた方、家族に卵巣がんになった方がいる場合や卵巣チョコレート囊胞《のうほう》のある方は、できるだけ検査を受けましょう。

◆子宮体（内膜）がん

ホルモンバランスの異常によって起こるといわれます。閉経以降の50歳代に多く、最近増加傾向にあります。症状は主に不正出血です。月経が不順になる頃と一致するので、自己判断はやめましょう。

若い頃から月経不順だったり、不妊治療を受けていた人、血圧が高め、肥満傾向の人は注意が必要です。

子宮体がんの検査は、子宮頸がんと違い、出血があってから見つかっても予後（病後の経過）はよいとされているので、自治体や会社などで行っている検診の項目には入っていないことも多いのです。そこで、できれば子宮頸がん検診の時に、子宮内膜も同時に診てもらうことをおすすめします。

「かかりつけ医」を持とう

◆患者が医師を「選ぶ」時代です

私はふだんから、みなさんに「もっと気軽に婦人科を受診してください」「かかりつけ医を持ってください」と口をすっぱくして言っていますが、まだまだ婦人科のハードルは高いようです。

「自分でもそうしたほうがよいとわかってるけれど……」と目を伏せてしまう方もいらっしゃいます。

それは、「恥ずかしいから」という理由だけではありません。過去に婦人科を受診して、嫌な思いをしたことで受診するのが怖くなったという話を、よく聞きます。

以前、私のクリニックにも、フェムゾーンに不快な症状を感じて病院に行ったら、その医師は冷たく、相手にしてもらえず「なんで来たの?」と言われてしまった」と涙ながらに訴え、受診された患者さんがいらっしゃいました。

たしかに、お産を扱っていたり、不妊治療を専門にしている病院は忙しく、フェムケアや更年期ケアを求める患者さんは治療の対象外になってしまいます。

産婦人科の看板を掲げていても、悲しいことに、女性の味方になってくれない医師が未だにいるのが現状です。

私でも、そのような病院や医師なんて、こちらから願い下げです。

今は、患者さんが病院や医師を選ぶ時代。先にお話ししたように、すべての女性を対象に、ちょっとした不安や症状にも対応してくれる婦人科や女性外来の専門医は増えています。みなさんにはぜひ、自分に寄り添ってくれる医師を選んでいただきたいと思います。

◆口コミやインターネットで探す

自分に合った婦人科医を見つけるには、友人など周囲に婦人科を受診した経験のある方がいたら、その医師の対応や病院の様子などを聞くことや、婦人科医についての情報を掲載している健康雑誌や女性誌など、メディア情報も参考になると思います。

近くの婦人科を探すには、インターネットが便利です。女性の一生を通じて研究する医療従事者の団体である「日本女性医学学会」や「女性の健康とメノポーズ協会」「女性医療ネットワーク」のほか、厚生労働省研究班監修の「女性の健康推進室ヘルスケアラボ」などのホームページで検索することができます。

ただし、最後は自分で選ぶことです。病院のホームページがあれば、診療内容や診療時間、医師に関する情報を確認することをおすすめします。

フェムゾーンの症状や更年期の症状は、単に女性ホルモンの減少だけで起こっているのではなく、生活習慣や性格、遺伝などとも密接に結びついています。

どんなに口コミや評判がよい医師でも必ずしも自分に合うとは限りません。時間をかけてじっくり話を聞いてくれるか、きちんと目を見て話をしてくれるか、治療方針など納得のいく説明をしてくれるかなどが医師選びの際の重要なポイントです。

◆「ウロギネ外来」とは

フェムゾーンの不快症状は、婦人科と泌尿器科、どちらを受診すればよいのかわからない……。そんな悩みに応えるべく最近増えてきているのが、婦人科と泌尿器科が一つになった「ウロギネ外来」です。

ウロギネとは、ウロ（ウロロジー＝泌尿器科）とギネ（ギネコロジー＝婦人科）を合わせた言葉で、女性の骨盤底の機能低下によって起こる不調を診察します。具体的には、骨盤臓器下垂や骨盤臓器脱、女性特有の排尿機能障害、排便トラブル、さらに外陰膣萎縮症などフェムゾーン全般を診ています。「ウロギネ科」「ウロギネ外来」で検索すると、該当する科を持っている病院を調べることができます。

さらに、東京大学医学部附属病院（東大病院）には大腸外科を加えた「女性骨盤センター」があります。社会も、そして医師たちの間でもようやく、フェムケアにきちんと目が向けられるようになってきたなと、私もうれしく思っています。

＊近くの婦人科を検索することができます。

「日本女性医学学会」https://www.jmwh.jp

「女性の健康とメノポーズ協会」https://www.meno-sg.net

「女性医療ネットワーク」https://cnet.gr.jp

「女性の健康推進室　ヘルスケアラボ」https://w-health.jp

おわりに

日本人女性の寿命は延び続け、閉経後の人生も長くなり続けています。ところが、その期間の幸せ度があまり高くないのは、とても残念なことです。せっかく長生きするのですから、最後まで「女性として生きてきてよかった！」と思いながら、この世を卒業したいと思いませんか？

そのためにはやはり、40代からの「ちつ養生」がとても重要だと思うのです。「ちつ養生」で、日本女性の健康寿命は延びるはずです。

膣を養生して整え、若返らせる。ほかの器官と同様に、膣も使わないと劣化・老化が進んでしまうので、膣の若々しさをキープするためにも、使う。

その意味でも、セックスやマスターベーションは、女性の健康と美のためには欠かせないもの。「いやらしいこと」でも「はしたないこと」でもなく、とてもよい「ちつ養生」だと、患者さんたちを見ていて、そう思うのです。

女性らしさなんて関係ない、セックスはしたくないという方もいらっしゃるでしょう。もちろんそれもその方の生き方ですから、否定したり、無理強いしたりするつもりはありません。

でも、もし私と同じ考えで賛同してくださるなら、これからも続く女性としての人生を目一杯楽しみ、幸せを味わいつくすためにも、ぜひ「ちつ養生」をしていただきたいと思います。

「ちつ養生」で人生は変わります。膣を大切にし、慈しんで、いつまでも自分らしく、いきいきとした人生を送りましょう。本書がその一助になれば、私としてはこれ以上の幸せはありません。

八田　真理子

〈著者略歴〉
八田真理子（はった・まりこ）
聖順会 ジュノ・ヴェスタ クリニック八田 理事長・院長。日本産科婦人科学会専門医、母体保護法指定医、日本マタニティフィットネス協会認定インストラクター。1990 年、聖マリアンナ医科大学医学部卒業。順天堂大学、千葉大学産婦人科学教室、松戸市立病院産婦人科勤務を経て、1998 年、千葉県松戸市で女性のためのクリニック「聖順会 ジュノ・ヴェスタ クリニック八田」を開院。女性の幸せを願い、サポートするクリニックとして、思春期からアフター更年期までの幅広い年代の女性の診療を行っている。

【診療等のお問い合わせ先】
聖順会 ジュノ・ヴェスタ クリニック八田
〒 270-2267　千葉県松戸市牧の原 2 番地 92
ホームページ　http://juno-vesta-clinic-hatta.net/

■参考文献
『自分でできる！ 女性ホルモン高めかた講座』八田真理子著（PHP 研究所）
『産婦人科医が教える　オトナ女子に知っておいてほしい大切なからだの話』八田真理子著（アスコム）
『ハピちつ』八田真理子監修（光文社）
『女医が教える潤うからだづくり』二宮典子著（主婦の友社）
『女性の劣化をくいとめる ちつのケア』関口由紀著（PHP 研究所）

こころとからだを整える「ちつ養生」

2024年 6 月13日　第 1 版第 1 刷発行

著　者　八田真理子
発行者　村上雅基
発行所　株式会社PHP研究所
京都本部　〒601-8411　京都市南区西九条北ノ内町11
〔内容のお問い合わせは〕暮らしデザイン出版部 ☎075-681-8732
〔購入のお問い合わせは〕普　及　グ　ル　ー　プ ☎075-681-8818
印刷所　大日本印刷株式会社

©Mariko Hatta 2024 Printed in Japan
ISBN978-4-569-85723-7
※本書の無断複製（コピー・スキャン・デジタル化等）は著作権法で認められた場合を除き、禁じられています。また、本書を代行業者等に依頼してスキャンやデジタル化することは、いかなる場合でも認められておりません。
※落丁・乱丁本の場合は、送料弊社負担にてお取り替えいたします。